简明医学研究方法

Essential Methodology in Medical Research

U0260463

主　编　吕国蔚

副主编　邵　国　李思颉　冯　磊

编　者（以姓氏笔画为序）

冯　磊　吕国蔚　任长虹　刘　娜　李思颉

邵　国　赵文博　谢　伟

人民卫生出版社
·北　京·

图书在版编目（CIP）数据

简明医学研究方法／吕国蔚主编. — 北京：人民
卫生出版社，2021. 1
ISBN 978-7-117-29517-8

Ⅰ．①简…　Ⅱ．①吕…　Ⅲ．①临床医学–研究方法
Ⅳ．①R4-3

中国版本图书馆 CIP 数据核字（2020）第 264325 号

人卫智网	**www.ipmph.com**	医学教育、学术、考试、健康， 购书智慧智能综合服务平台
人卫官网	**www.pmph.com**	人卫官方资讯发布平台

简明医学研究方法

Jianming Yixue Yanjiufangfa

主　　编：吕国蔚
出版发行：人民卫生出版社（中继线 010-59780011）
地　　址：北京市朝阳区潘家园南里 19 号
邮　　编：100021
E - mail：pmph @ pmph.com
购书热线：010-59787592　010-59787584　010-65264830
印　　刷：北京机工印刷厂
经　　销：新华书店
开　　本：850×1168　1/32　　印张：5. 5
字　　数：106 千字
版　　次：2021 年 1 月第 1 版
印　　次：2021 年 2 月第 1 次印刷
标准书号：ISBN 978-7-117-29517-8
定　　价：40. 00 元

医学是维护健康、防治疾病、促进康复和救死扶伤的科学知识体系,是与每一个人的生老病死极为密切的一门科学。方法学用世界观去指导人们认识世界和改造世界,是人们认识世界和改造世界的根本方法。医学研究的对象是人,人的生命活动和疾病过程极其复杂多变,更需注重科学的研究方法。医学研究方法学是一门科学理论,在医学科学发展成为现代实验医学的过程中发挥着极其重要的作用。

现代医学包括基础医学、临床医学和医学工程学等。医学的这些领域以及它们的各个分支学科均有其各自的具体研究手段和方法。不懂得医学研究方法学,也不可能会穷尽这些具体的研究手段。医学研究方法学从一个理论的高度,研究各个医学领域研究方法中那些具有普遍指导意义的原则、策略和规律,从更为普遍的角度,研讨如何进行各医学领域科学研究的一般途径,寻求有关研究课题的最佳解。

医学研究中,应用各种不同的仪器设备和操作技术无疑是不可或缺的,人们对此已经给予了应有的重视。但是,人们似乎还未广泛意识到,最为重要的"仪器"或"设备"乃是人脑本身,即在研究中如何充分运用智慧和思维技巧,在更高、更深的层次上,最有效、最合理化地深化和发挥有关的具体方法及技术,对有关各项技术和方法的应用起着支配及导向的作用。本书拟向读者简要地提供这些基本要领,便于医学研究人员参阅。

吕国蔚

2020 年 8 月

目　录

引 言

　　方法学是用世界观去指导认识世界和改造世界,是认识世界和改造世界的根本方法。方法是在任何一个领域中的行为方式,人们要认识世界和改造世界,就必须要从事一系列思维和实践活动,这些活动所采用的各种方式,通称为方法。以方法为对象的研究,已成为独立的专门学科——方法学,探索方法的一般结构、发展趋势和方向,以及科学研究中各种方法的相互关系。集研究方法之大成,探索其运作规律,形成方法学。为了卓有成效地推进科学研究,必须讲究科学研究的方法学。中国历来重视方法学,"工欲善其事,必先利其器"(《论语·卫灵公》)。

(一) 医学研究方法学

　　医学是维护健康、防治疾病、促进康复和救死扶伤的科学知识体系,与每一个人的生老病死极为相关的一门科学。医学研究方法学是关于医学研究方法论的一门科学理论,在医学科学发展为现代实验医学的过程中发挥着极其重要的作用。像其他自然科学研究一样,医学科学研究目的也是变未知为已知,变无序为有序,变知其然为知其所以然,是一项引人入胜、最有风险的探索,尤需讲究科学的研究方法。医学研究对象是人,人的生命活动和疾病过程极其复杂多变,更需注重科学的研究方法。

现代医学的基本内涵包括基础医学、临床医学和医学工程学等。医学科学的这些领域及其各个分支学科均有其各自的具体手段和方法。不懂得医学科学研究方法学,也不可能会穷尽这些具体的研究手段。医学研究方法学是从一个理论的高度,研究各个医学领域研究方法中那些具有普遍指导意义的共同原则、策略和规律,其基本研究对象不是某一学科的某一方法,而是从更为普遍的角度,研讨如何进行各医学领域科学研究的共同和一般的途径,寻求有关研究课题的最佳方法。

医学研究中,应用各种不同的仪器设备和操作技术无疑是不可或缺的,人们对此已经给予了应有的重视。但是,人们似乎还未广泛意识到,最为重要的"仪器"或"设备"乃是人脑本身,即在研究中如何充分运用智慧和思维技巧。在这个意义上,可以把医学研究方法学理解为人脑在医学科学研究过程中发挥思维能力和技巧的学问。从表面上看来,医学研究方法学似乎脱离了各项具体的操作和方法,但实际上,通过科学的理论思维,医学研究方法学在更高、更深的层次上最有效和最合理化地深化及发挥有关的具体方法和技术,对有关各项技术和方法的应用起到了支配及导向的作用。

(二)医学科学研究发展趋势

古代观察医学的医学研究主要应用观察、描述和分类的方法,对疾病过程的发展作出某种预见。现代实验医学的医学研究主要应用实验、分析和综合的手段,揭示疾病和生命过程的机制和原因,并据以采取科学的干预措施。现代实验医学的研究方法始终是沿着还原论的途径,将医学科学研究不断地推向细胞、亚细胞和分子水平。在系统论、控制论和信息论等自然科学发展的影响下,医学科学研究也开始沿着构成论、整体性和综合性的方向发展。20世纪 50 年代以来,由于各学科知识体系的不断膨胀,各学科之间不断地相互渗透和融合,以及新兴学科的不断涌现,医学科学研究开始沿着整合论的途径,着手探索许多重大的医学课题。

1. 还原论途径　主要是将高等或复杂的生物层次分解为物理、化学问题进行实验观察,并据以对整体的健康和疾病等生命现象寻求解释和对策。在还原论的引导下,微解剖学、微生理学等微观学科,以及质谱仪、光谱仪、纳米技术等检测手段应运而生;与此同时,在实验制备方面也趋向于将高等复杂动物简化为低级动物或离体制备。这种医学研究方法由宏观到微观、由高级到低级、由繁到简的发展趋势,对揭示健康和疾病等生命过程的细胞、亚细胞、分子乃至基因机制具有重大意义。但是,还原论途径也有它的局限性,如所研究的生命构造水平越低,生命活动的程度也越低、越简单,从而有可能只了解到纯理化的特性与规律,而忽视生命现象中的生物学性质与规律。迄今为止,实验医学基本上是沿着还原论的思维模式,把复杂的医学现象简约化,把复杂的医学现象分解为各个方面、成分或要素,再把它们联系或组合起来,形成一种对有关现象总体的认识,从而确定其原理,并推广到有关未知现象或领域认识的新过程。

2. **构成论途径**　侧重于研究高度组织化的整体,从种系、个体乃至社会的适应性去揭示健康与疾病的生命活动本质及机制。人和动物的整体是由运动着的亿万细胞、分子,以及各个有生命活动性的器官、系统组成的统一体,而不是纯物理、纯化学,或物理、化学简单混合的总和。生物体结构水平越高,生命活动的形式就越复杂,就越具有生物体自身的特殊规律。整体生物体上可以研究生物钟、生命活动调节机制,这在对单个生物分子进行研究中是难以实现的。脑功能是亿万神经元组成的神经网络系统综合活动的体现,而不是哪一个单一细胞或神经元孤立活动的反映。

3. **整合论途径**　应用多学科相互衔接、相互渗透、相互融合的高新技术手段,在高度复杂、高精度实验分析的基础上,进行高度的综合、概括和抽象,多维度、全方位、多层面、多水平地探索和揭示生命活动的机制与规律。近几十年来,诺贝尔生理学或医学奖大部分获奖项目的研究途径大多遵循着整合论的研究途径,1958年到20世纪末40年间有8项诺贝尔获奖项目属于这种途径。1978年,限制性内切酶的发现即是其中一例。早在20世纪50年代,人们即已注意到微生物学中的限制和修饰现象。1958年,在并没有直接看到什么酶切割下什么基因片段的情况下,只是对复杂的实验结果进行逻辑推理。20世纪60年代,又用

4

类比推理的方法,推测出 DNA 限制性内切酶的存在,并于 1965 年正式提出。到了 20 世纪 70 年代,研究人员历尽千辛万苦,抓住两次机遇,终于分离并鉴定出了能识别 DNA 专一位点的 II 型内切酶。

　　医学科学研究的整合论途径使医学科学研究形成了新的边缘性和社会性两大特征,并使研究具有了强大的生命力,综合各个学科最优思路和最新成果,向生命科学的纵深领域和前沿课题进行前所未有的大进军。跨国、跨学科的国际性研究组合在攻克重大医学研究课题中发挥越来越大的作用。1977 年,诺贝尔奖得主 Guillemin 和 Schally 之所以能验证 Harris 的假说,证实下丘脑激素的存在,就是在有关国家和组织的大力支持下,分别组织、领导多国、多学科研究人员进行大规模的鼎力合作的结果。随着基因组学、代谢组学、蛋白质组学、细胞组学和生物信息学等高新学科的兴起,微阵列、光学成像等高通量、高专一、高灵敏度的超微观技术,以及 CT、核磁共振(nuclear magnetic resonance,NMR)、正电子发射体层成像(positron emission tomography,PET)等超宏观手段的出现,一个超分析、超综合的整合论研究途径必将启动一个前所未有的大发现、大科学时代的到来。

(三)医学科学研究周期

　　医学科学研究通常包括选题、设计、观察和总结四个阶段。在选题阶段,首先要有立题原始想法,然后再通过文献查阅,复习有关课题的历史背景,找出有关课题的立题依据,形成据以进行设计和有待于实验验证的科学假说。在设计阶段,首先要根据假说依次进行专业设计、对照设计和统计设计,并据以写出标书或研究计划。在观察阶段,要根据研究计划进行实验观察,并积极主动地进行科学思维,耐心而客观地积累足够的可据以分析的科学资料或数据。在总结阶段,要在整理数据的基础上,依次进行统计和专业分析,并做出总结和/或撰写、发表、交流和评定总结及论文等(表1)。

表 1　医学科学研究的过程与内容

研究阶段	研究内容和阶段目标
选题	原始想法、查阅文献、提出假说、列出问题
设计	专业设计、对照设计、统计设计、研究计划
观察	建立方法、初步实验、常规实验、实验数据
总结	数据整理、统计分析、专业分析、研究报告

医学研究是一个系统工程,是科研主体、科研客体和科研手段三者同一活动的过程。研究人员作为科研主体,通过相应的软(思维)硬(仪器)件等科研手段,作用于人或动物等科研客体,借以揭示科研客体活动的本质与规律。研究人员需有序地组织科研动态过程,通过选题、设计、实验和总结等程序,提出问题、制定解决问题的方案,并据以搜集和分析实验资料(图1)。其中,选题是科学研究的战略性决策和起点,实验设计是观察与实验据以运作的中心环节,实验观察积累实验结果与数据,供分析总结并升华为科学理论,同时付诸实践检验,实现科学研究的最终目的。

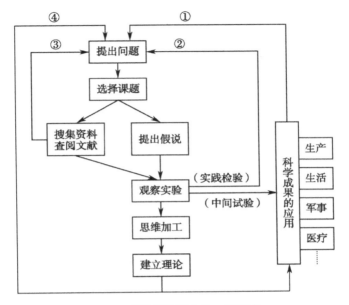

图 1　医学科学研究的一般程序

一、选题

　　科学研究通常包括选题、设计、观察和总结 4 个基本过程,其中,如何根据社会条件和自身研究基础选出正确的课题,是任何一项科研工作的起点。医学科学研究是人们以临床实践和科学实践为基础,对生命科学的未知领域进行探索,揭示生命活动的客观规律,并据以能动地改造和提高医学科学水平的过程。生命活动的未知领域极其广泛,能否选出正确的研究课题,对整个科研工作成败与否,是最具关键性、方向性或战略意义的一步,是有关科研人员素质和水平的最主要标志。选题、定题或立项的实质是从众多未知医学问题中提出应该而又可能解决的问题。一个科学工作者的创造能力,首先表现在他是否能够提出有新意、有价值,而又可能完成的研究课题。

　　一个典型的基础医学研究课题的基本内容,通常是确定和估价某种实验因素(F)与某种实验对象或单位(U)的某种反应变量(V)之间的关系。根据联合国教科文组织指出的分类,目前大多分为基础研究、应用研究和开发研究 3 种类型。基于不同分类角度,科研课题还可区分出积累性和探索性研究。顾名思义,探索性研究是以发现新领域和新机制为目标,具有很大的风险性;其结果可以是一鸣惊人,也可能是一事无成;而积累性研究往往是在自己或他人探索性研究成果或已有成果的基础上,继续扩大战果、添砖加瓦;其成果不一定很大,但却相当保险。

(一)课题组成

一个科研课题的目的通常是研究、确定或估价某种实验因素(F)与某种实验对象或单位(U)的某种反应变量(V)之间的关系。因此,一个课题通常由实验因素或处理、实验单位或研究对象,以及反应变量或观察指标三个要素或成分组成。F、U、V 三者及其关系是医学研究专业设计的基本内容。

1. 实验因素　最常见的医学科研课题是研究某处理方法或某因素对某种实验对象或单位的某反应变量或指标的影响。因素的类型可以是不同的手术术式、不同种类的药物等。因素可视为自变量。一个实验性研究至少具有一个因素。

实验性研究的共同特征之一是,该研究中的主要因素及其水平可由研究者派定或控制。在这个意义上,可以将那些可由研究人员派定或控制其水平的因素定义为实验性因素;而那些研究人员对派定或控制其水平无能为力的因素则称为观察性因素。

实验性或观察性因素均可再分为定性或定量因素。定性因素的水平为范畴性的,依自然属性分类,如不同种类的药物、不同的手术方式等。定量因素的水平是可用数量表示的,如不同剂量或浓度的某种药物或不同强度或参数的某种刺激等。

无论是定性还是定量因素,均可具有不同的水平,均可存在单因素两水平,或多因素两水平。定量因素尚存在单因素多水平,以及多因素多水平。

除研究人员感兴趣并对之进行研究的实验性和观察性因素外,还有一种研究者对之不感兴趣,但却客观存在并可影响反应变量的因素,如年龄、性别、职业等因素在某些研究中,即属此类,可称之为外附因素(extraneous factor)。在科研过程中,研究人员如何对这种外附因素进行控制或平衡,是实验设计的一项重要内容。

2. 实验单位　课题的研究内容一般是收集在实验因素作用下某种受试对象的某种或某些反应的变化。受试对象的每一个体即实验单位。最常见的实验单位是人或动物,也可以是人或动物的离体器官、组织或细胞。

研究人员的实际兴趣是所存在的全部实验单位,如研究 65 岁以上的老年人的某种功能变化,则希望包括所有 65 岁以上的老年人;如以糖尿病患者为对象,则希望包括全部的糖尿病患者。这全部的实验单位有时被误称为总体,但实际应为群体(universe)。

研究整个群体是不可能的。一个课题中所包括的实验单位只能是群体的一部分样本——U 样本(U-sample)(图2),并只能从 U 样本去估计群体。

3. 反应变量　在 U 样本上所观察或测量的反应变化称为反应变量或观测指标。由于反应变量是由因素引起的,故亦可理解为因变量。反应变量可以表现为行为、生理学、生物化学、免疫细胞化学等反应或指标。如研究某种降压药的效果,高血压患者为实验单位,血压即为反应变量。

这里也有一个总体(population)和样本问题。研究人员的目的是了解群体的所有反应变量的变化,即总体。但是这也是不可能的。人们只能从 U 样本的实验单位中收集有关反应的总变化,即 P 样本(图2),并从 P 样本去估计总体。

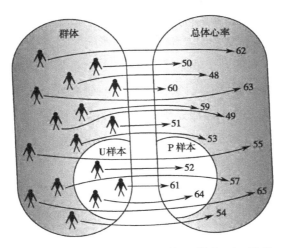

图2　群体、U 样本(左)与总体、P 样本(右)关系

任一研究课题的目标均试图对某一群体和影响该群体的因素之间的关系做出某种说明判断式结论。为了实现这一目标,研究人员从群体的代表性集体(U 样本)去收集反应变量的变化(P 样本),并据以估测整个群体的总体变化。

(二)课题形式

用已知因素,作用于实验单位,去观察其反应变量的变化,是研究课题最一般的形式,但不是唯一形式。根据信息论和控制论的观点,还可将实验因素视为输入,反应变量视为输出,实验单位视为"黑箱"。一个研究课题所要解决的问题即输入-输出关系,可在任何两个要素已知的情况下,去研究第 3 个未知的要素,从而可以区分出顺式、逆式和间式三种形式的课题。

1. 顺式课题 顺式课题是在实验因素和实验单位已知的条件下,研究实验因素在实验单位上所引起的变化,如"电离辐射对犬血象和骨髓象的影响""针刺人中对家兔失血性休克的升压效应"等。顺式课题是临床研究某种防治效果的最常见形式,又往往是各项研究打头的课题。通过这种形式的课题首先确定某实验因素是否会引起某种反应的变化,然后再来用间式课题形式,去探索实验单位内部发生这种变化的机制。

2. 逆式课题 与顺式相反,是在实验单位和反应变量已知的条件下,研究可能引起这种变化的因素的种类和强度。这是病因学和流行病学研究的常见形式。例如,实验发现,动物反复多次处于密闭条件后,动物对缺氧的耐受性明显增高。为了研究引起这种变化的实验因素是密闭空气中氧下降还是二氧化碳增高,则需采用逆式课题形式来解决。

3. 间式课题 间式课题是在因素和反应变量已知的条件下,研究实验单位内部引起该反应变量变化的机制或过程。这是研究发病机制和治疗机制的常见形式,也是许多基础医学研究经常采用的形式。在确定某种药物或措施确能引起某种反应变化之后,通常通过改变实验单位的某一过程或系统功能,观察其对应引起的反应变量的影响,来分析这一过程或系统功能在引起反应变化中的作用。例如,在确定上述缺氧耐受显著提高的基础上,除用逆式课题形式分析其实验因素外,也可用间式课题形式来研究实验单位内部神经系统活动与耐受性增高的关系。

一项成功的系统性研究,往往需要在阶段性研究成果的基础上,转移研究课题的形式,从而最后达到系统研究该项目的目的。

(三) 课题类型

由于分类角度不同,根据课题性质、目标和研究手段可以将研究课题区分为绝对的与相对的,探索性的与积累性的,实验性的与观察性的,以及前瞻性的与回顾性的。目前,大多采用联合国教科文组织提出的基础研究、应用研究与开发研究三分法。

1. 基础研究、应用研究与开发研究

(1)基础研究:目标是发现生命活动的新规律,创立新原理,而暂时不一定看得到实际应用的价值或前景,因而暂时带有纯理论研究的性质。但从长远观点看问题,基础研究成果往往对应用或开发研究产生不可估量的深远影响。Harvey 关于血液循环的发现于 1628 年公布之际,没有人意识到这一发现的实际意义,但它却奠定了整个现代实验医学的理论基础。

(2)应用研究:是为了实用目的,运用基础研究的成果,开辟新的临床诊治措施。但是,通过应用研究亦可导致重大的理论发现。微生物学即来源于 Pasteur 对酿酒和养蚕的应用研究。如果说,基础研究首先是做出新发现,然后再考虑其应用,那么应用研究则是为了既定目标,而去寻求达到这一目标的手段或措施。

基础研究与应用研究之间的界限有时并不那么清楚。那些虽有应用前景或实际目标,但仍侧重理论研究的课题,可以划为"应用基础研究"。痛觉生理和镇痛原理范畴的研究可以分属于基础研究和应用基础研究。

(3)开发研究:是在运用基础研究和应用研究成果的基础上,研制新材料、新产品和新技术。用已知的新型合金和高分子材料研制人工器官即为开发研究。从科学理论转化为生产力的高度看问题,开发研究对新发现转化为经济效益或社会效益具有举足轻重的作用。

根据我国国情,我国目前的科技政策是,在大力推进技术开发的同时,加强应用研究,并使基础研究工作得以稳定地发展。一般说来,基础、应用和开发研究分别具有各自的特点(表2),但也不尽然。

表2 基础、应用和开发研究比较

比较项目	基础研究	应用研究	开发研究
选题自由度	大	中	小
完成周期	长	中	短
研究成功率	大	中	小
理论或学术意义	小	中	大
实际应用价值	小	中	大
成果提供形式	论文	论文	实物

历史的经验证明,一个民族如果不能站在最新科学思

想和科学成就的高度上来观察与处理问题,那就是一个愚昧落后的民族,就不可能屹立于世界、自立于世界民族之林。虽然我国是发展中国家,经济还不够发达,但是我们能够也必须保持和造就一批基础科学研究骨干,战斗在当代科学的前沿,紧跟和吸收世界最新的科学成就及思想,有所创造,有所建树,与世界科学界并驾齐驱。

2. 实验性与观察性研究 实验性研究容易在动物及其离体制备上进行,观察性研究则主要在人体,甚至病案等上进行。在研究进行过程中,两种研究如能相互配合,则可取长补短,有利于揭示生命活动的客观规律。

(1)实验性研究:是在三要素均具备的课题中,通过实验手段,严格控制条件的情况下,进行的顺式、逆式或间式研究。进行实验性研究时,研究者具有很大的主动性,特别是可以任意改变或控制实验因素的种类和水平,从而得到精确可比的结果。由于实验性研究可以控制外附因素,因而能提供清晰的结果,易于接受。

(2)观察性研究:在许多研究中,研究者不能任选实验性或观察性因素,只有观察性研究有可能进行。观察性或调查性研究,以及与之类似的资料分析性研究,是在课题三要素有所缺项或不可控的观察因素的条件下,通过仔细的观察和分类,从而获得有关的知识和规律。可想而知,观察性研究中,影响因素复杂,研究条件不易控制。

3. 探索性与积累性研究 探索性研究的成果往往能对传统观念具有突破性,有时是非预料的。例如,传统的神经解剖学和生理学均认为脊髓背角的神经元只向一个靶核投射。要突破这一观念,需通过探索性研究,证明脊髓背角中确实存在向两个靶核投射的双投射性神经元。这一发现的成立,可以进一步积累研究这种新型神经元的解剖学和生理学特征。在这一过程中,探索性研究显然冒着风险,而积累性研究则可点点滴滴地扩大探索性研究的成果。

(1)探索性研究:目标是发现新现象、新领域或新机制,具有很大的风险性,研究结果可能是一鸣惊人,也可能是一事无成。

(2)积累性研究:是在探索性研究取得成功的基础上,继续扩大战果;或在已有成果的基础上添砖加瓦。可见,积累性研究成果不一定很大,但却相当保险。

4. 绝对研究与相对研究

(1)绝对研究:指在不施加任何实验因素的条件下,用实验方法测量机体的某一特征、指标的数值。解剖学研究中,血管和神经的常规走行及解剖变异,生理学研究中的各种生理参数正常值的测定,以及儿童发育的调查等,均属这类研究。

(2)相对研究:主要是比较不同实验因素对同一实验单位反应变量的影响。研究时将实验单位分成不同组群,分别给予不同的处理或药物,比较各组实验单位同一反应变量变化影响的异同。

(四)选题方向

医学科学研究的基本课题一直是围绕着救死扶伤和健康长寿两个方面展开。随着时间的延续,医学研究的选题将发生一定的侧重。未来的发展又将随着社会生产的发展和科学技术的进步而呈现新的前景。

1. 基本课题 从古今中外的医学研究看来,基本课题主要是关于:

(1)对肿瘤、心脑血管病、传染病、神经系统损伤、关节炎、视听障碍等严重致死性和致残性疾患的防治。

(2)环境污染、公害、特殊作业及生活环境对人体健康的危害和影响的防治。

(3)从整体、行为、器官、细胞分子,以及量子水平研究生命活动的基本规律及提高人类身体素质和智力水平的基本策略。

(4)人类的进化、遗传、发育和老化的规律,计划生育、优生优育、防治老年性疾患和延年益寿的规律及途径。

2. 重点课题 现代实验医学研究的重点是深入探讨各种生命活动现象的本质和基本规律,以及严重危害人类的疾病和损伤的机制及防治对策:

(1)中枢神经系统活动的本质、过程和规律,以及大脑模拟与人工智能。

(2)生物大、小分子的结构与功能,生物膜的结构与功能,分子遗传学与遗传工程学、表观遗传学、细胞生物学、分子生物学,以及量子生物学。

(3)机体免疫系统、免疫反应及其调控、免疫诊断与免疫治疗。

(4)损伤组织的再生与移植,衰老的延缓。

(5)肿瘤、心脑血管病、神经精神病、风湿病、寄生虫病、遗传病、免疫病等严重疾患的病因发病学和防治。

（6）生殖生理、计划生育与性别控制。

（7）中西药物、疫苗、医疗器械与人工器官。

（8）环境卫生与流行病、营养卫生与食品、劳动卫生与职业病。

（9）辐射的利用与防护、原子医学。

（10）宇宙医学。

从20世纪初至今诺贝尔生理学或医学奖获奖课题看，遗传学和分子生物学，以及神经科学两个领域的获奖项目几乎均线性增加。因此，这两个领域的研究课题，将会有越来越大的吸引力。

3. 优先课题　世界各国，依据各国的国情，通常有其各自的优先课题。在我国，除了有计划地研究上述的基本课题和重点课题，迎头赶上和超过世界先进水平外，还应突出我国的特点，着眼于中西医结合，应用现代科学的理论与方法，研究中医药的基本理论和有效经验，以期融合中西医精华于一体，创造具有中国特色的新医药学。另外，还要在大力加强预防医学和我国常见病、多发病和地方病的防治，发展我国的人民保健事业。

（五）选题原则

选题需要遵循一定的原则，以使选定的题目是一个名副其实的研究项目。这些原则主要包括首创性、科学性和可行性，一个课题质量的高低主要体现这几方面，特别是首创性。

1. 首创性　科研工作只有第一，没有第二。科研选题最重要的原则或标准是首创，是标新立异，是走前人和他人没有走过的路。一个课题是否新颖,是否有新意,是评价课题好坏的最主要标志,是衡量选题者智慧和天才的最主要指征。

Lincoln 曾说过:"卓越的天才不屑于走旁人走过的路,他寻找迄今未开拓的地区。"一些勇于探索、敢于承担风险的研究者,总是努力到有关学科的前沿、交叉学科的边缘或结合区,尚未结合的空白区,以及新的实验证据同原有理论有所矛盾的领域,去发现问题,寻找课题,以保证自己的课题具有高度的首创性。

一个课题的首创性,主要表现在该课题的立意或观点是否新颖,也可表现在课题三要素是否是新的。因此,选题时,不妨多向自己提问:本课题的整个立意或观点是否新颖;本课题的实验因素是否新;本课题的实验单位是否新;本课题的反应变量是否新,以及本课题所采用实验方法是否新等问题。一般地讲,如在上述的某一方面有新意,该课题即有进行研究的价值。

首创同重复是对立的。科研选题中最忌低水平、无意义地简单重复前人已有的工作。当然,这不意味着要排斥和否定所有重复性科研,因为从某种不同的角度,去验证已有的工作,除验证作用外,也可能有所发现、补充、纠正或否定已有的原理或结论。特别是结合本国的国情,为了引进或填补国内某项空白,对国外某些最新的科研成果,进行追试、复试或重复还是必要的。

2. 科学性　选题要注意科学性是不言而喻的。选题的首创性必须受科学性的制约。一切没有科学依据的所谓新、异、奇,不能认为是首创性,而是信口开河、胡思乱想,根本不能定为课题。以研究长生不老和永动机作为课题,只能是神话和幻想,而绝不会成为有科学依据的选题。

科学研究的每一个进步,都是以已有的成就和知识为基础的。一个选题的科学性高低主要表现在,该课题立论的科学依据是否充足,是否对有关的已有文献做了充分的、批判的复习,立论或研究假说的逻辑是否正确,是否能对已有的或新的事实做出合理的解释。没有这些科学性的依据,首创性是不能成立的。

3. 可行性 人们往往容易对选题作过高的、理想的要求,而忽视了时间、空间,以及主客观条件的可能性。因此,研究者常常要在最优和可行两者之间做出选择。

可行性主要表现在所采用完成课题的技术路线是否可行。再好的选题,没有切实可行的技术路线来保证,是很难实现的。这里自然也包括所选定的因素、实验单位和反应变量的检测,在特定的时间和空间条件下能否落实。

可行性的另一方面表现是,研究者及其合作者的事业心、学术水平、学术素质、研究经验和主观能动性。特别是主要研究人员的素质和经验,是决定课题可行性的重要因素。物质条件、实验设备,特别是科研经费的保证,也是选题可行性需要考虑的内容。

(六) 课题来源

选题一般来源于有权威机构、高级或上级研究人员和自行选定三个方面。来自权威机构的课题在研究方向和经费支持上较有保证;来自高级研究人员或上级医师的课题,至少研究方向上也较有保证;自选课题的方向和经费保证均较小,因此宜力争从前两个来源去选题。

1. 权威机构　权威机构可以包括国际性、国家级、部委级、省市级、院校级有关的科研主管部门。如来自国际性机构 WHO 的国际合作研究项目;来自全国的指令性项目;来自卫健委或教委的指导性项目;以及来自某省、市科委的重点项目等。这些项目的总研究方向和内容是既定的,研究者往往只能从有关项目中选定一小部分,经过申请或招标,成为自己的研究课题。

这些项目主要涉及危害人类健康的一些主要疾患的防治对策、应用基础与开发研究内容。近年来,科技部的相关支撑计划、重点专项给予了医学转化研究越来越多的关注,涉及相关很多领域,主要包括恶性肿瘤,心、脑、肺血管病,病毒性肝炎,地方病,传染病,环境卫生,遗传性疾病,新技术,新材料,计划生育,中医中药等方面。而国家自然科学基金会主要侧重支持基础医学理论和上述的有关应用基础方面的研究课题,一般不会直接支持临床应用研究项目,但值得注意的是,近年来也出现鼓励基础和临床应用联合研究的倾向。

2. 高级研究人员　研究者所在单位的高级研究人员已经或正在进行的项目,不管来自何处,往往均较有基础,实验条件较好。新参加工作的研究人员可以从中选取某一分题作为自己的课题。在高级人员的指导下,利用已有条件,较之自己探索,可能少走弯路,多学些科研的本领和技能。

3. 自选　研究者根据自己的兴趣或工作中遇到的或文献中发现的问题,作为自选题,也是一个重要的课题来源。在一定意义上,上述权威机构和高级研究人员两种来源的课题,归根结底都要通过研究者个人去选定并完成,从而也带有自选性质。即使是纯粹自选的课题,尽管经费和方向不易得到保证,但达到有成效的研究成果者也不乏先例。只要学术思想新颖,也有可能转化成权威机构的科研项目。

(七) 选题过程

选题时首先要有原始想法,针对该问题查阅或对比已有的文献资料,并形成自己的研究假说。在科学研究中,对研究题目的选择,研究苗头的识别,研究思路的形成,技术路线的确定,正确假说的坚持,不正确假说的摒弃,以及在没有决定性证据以前关于新发现的意见的形成都具有重要作用。相当大的一部分科学思想并不一定有着足够的知识背景作为选题的依据,这时有关选题和研究路线的确立,就要大大地受到鉴赏力的影响。如果有足够的证据,作为选题的判断依据,人们就不一定去依靠鉴赏力的指导。

1. 原始想法 是否具有自己的原始想法,能否善于提出问题,是一个研究者智慧和素质的主要标志。一个有科学素养和良好鉴赏力的研究者,经常会从别人没有看到问题的地方发现问题,从别人没有意识到的地方发现苗头、找到线索。

提出问题的基本要素是善于思考,善于从工作实践和科学活动中,进行认真的思考。工作实践和科学活动的机会对从事同一领域的人几乎是均等的,但只要能注意观察、积极联想,就会从中悟出问题的所在,就会发现一些新的、原来没有想到的。Minkowski 的助手发现胰腺切除后的犬其尿会吸引苍蝇,据此发现糖尿病与胰腺有关。

在阅读文献的过程中,有心人也会通过主动的思索,发现前人没有提到或论述矛盾的问题,特别是发现有关领域中的空白点,从所谓的文献缝中发现问题和思路。由于医学是一门相当古老的科学,许多经验医学的内容仍不时地出现在教材中。有人认为,一个认真阅读的研究者,每读两页文献材料,就会从中发现值得重新研究的线索。

2. 查阅文献　　无论这种想法是来自实践还是文献的启迪,有了原始的想法之后,还必须认真地查阅和对比文献,从而确认这种原始的想法是可信的,是前人没有做过的,是值得立题的。这就是保证选题新颖,避免无意义重复的必要过程,又是形成研究假说的必经阶段。充分利用文献有可能避免这一重复和浪费。在一般文献检索的基础上,为了判断拟选课题的新颖程度,研究人员需委托国家指定的查新机构进行高水平的文献检索和对比分析——科研立项查新。

3. 形成假说　　应该说,科学思想越是新颖,往往越不具备足够的知识背景。因此,在提出问题、有了原始想法并比较了文献的基础上,还必须通过认真的思考和提炼,形成一个可以通过实验观察予以验证的研究假说。一旦形成了明确的假说,即可以认为选题过程已经完成,并可向课题设计过渡。

二、假说

　　在选定课题和复习文献的基础上，必须形成研究假说，对自己的原始想法做出明确的说明，借以指导自己用相应的实验观察进一步予以检验、证实或否定该假说。假说就是人们在探索错综复杂的自然界奥秘的过程中，用已获得的经验材料和已知的事实为根据，用已有的科学理论为指导，对未知自然界事物产生的原因及其运动规律做出推测性的解释。这种假说需要在实践中检验它的科学性，减少它的推测性，以达到理论的认识。科学假说是人们将认识从已知推向未知，进而变未知为已知的必不可少的思维方法，是科学发展的一种重要形式。科学理论发展的历史就是假说的形成、发展和假说之间的竞争、更迭的历史。科学假说对科学问题的研究常常起着一种纲领性的作用。在探求现象之间的因果关系、事物的内部结构及其起源和演化的规律时，一旦有了假说，科学工作者就能根据其要求有计划地设计和进行一系列的观察、实验；而假说得到观察、实验的支持，就会发展成为建立有关科学理论的基础。

　　现代实验医学一向主要沿还原论方向、以科学假说前设的形式启动和发展现代医学科学研究，逐步逼近医学的理化本质。随着现代高科技的发展和大批实验数据的快速涌现,医学研究将沿着整合论方向,越来越多地以科学假说后立的形式,向生命和疾病的内在规律进军。医学研究质量与原创性的评价标准,将从假说优劣和可行性高低向研究者高创新的立意和高风险的胆识过渡,医学研究标书和研究论文的评审将面临新的挑战。

(一)假说意义

所谓假说,不外对探讨的课题要素之间关系的一种假定的描述或答案。假说通常是在实验观察之前提出,所以称"研究假说"。这种假说一旦形成即应有始有终地予以证实或否定。在总结既有工作的基础上,也可能形成一种假说,用以理顺已知事实。否则,就会只是积累大量但没有统一的思维联系起来的事实材料。这种未经全面证实的假说,亦可暂时称之为"学说""规律"或"理论"。经验表明,无论是实验前提出的研究假说还是实验后总结出学说性假说,即使是错误的也比没有强。Darwin 说过:"没有假说就没有有用的观察。"Pasteur 也说过:"运气只光顾有准备的思想。"科学假说是一种既有归纳、演绎,又有分析、综合的认识过程,是将归纳、演绎、分析、综合和各种非逻辑思维形式融合于一体的认识活动。科学假说对所研究的对象各要素之间的关系做出一种假定性描述,是未经证实的定理或原理,用以作为推理或验证的试验性基础,这是人们将未知变为理论上或想象上的已知的重要过程。

通常所说的假说,是指专业性假说,广义的假说还包括统计学假设。专业性假说,包括所探讨的变量的变化方面,有明确说明的导向性假说,以及只说明某两个变量之间存在显著性差异的非导向性假说。两者在统计学上亦称备择假设并以 H_α 来表示。统计学假设中,用 H_0 表示的无效假设,用以指导所得结果的大小和机遇的数学概率。不言而喻,H_0 与 H_a 是相互排斥或相互否定的。

在人类认识自然的漫长历史过程中,人们总是首先根据有限的经验或事实,提出科学假说,初步揭示现象的本质,然后在假说的指引下,去探讨现象的本质,因此假说是科学认识发展的必要环节。化学从燃素说到氧化论和现代化学;生物学从活力论到达尔文进化论和现代生物进化论,均经历了从假说到理论的发展过程。假说也是调动思维能动性的有效途径。不少科学家把科学研究当作"伟大的游戏"来享受,沉浸于某一个科学问题,长期甚至毕生去寻求该问题的最佳解答。

(二)假说特征

假说是人们将未知变为理论上或想象上的已知的重要阶段,是科学研究的必由之路。假说的首要特征是假定性,但这种假定性必须以科学性为基础,并通过可验证性予以证实。

1. 假定性　由于医学现象的高度复杂性和可变性,由于医学的本质和规律往往受到某些表面的、偶然现象的掩盖,研究者需要对其必然性和预期结果进行一定的假定或猜测。没有假定性就没有假说。假说的假定性是选题首创性的必然体现,既是对选题首创性合乎逻辑的论证,又具有标新立异的特性。因此,科学假说的内容通常需摆脱传统或经典的观念,以及常识性的推论或权威性见解的束缚,抓住现有理论难以解释的现象,充分发挥想象力和运用概念、判断和推理等思维形式,在已知与未知之间勾画出一条新的渠道。

2. 科学性　假说的科学性是由选题的科学性决定的,是选题科学性的进一步发挥。这种科学性的特性是既能对原有的理论所解释不了的事实提出新的解释,又能对即将进行的实验结果进行预测。假说的科学性决定了"假说不假",因为它是以一定的事实为依据提出的,是有根有据的。同时,又超脱已有的事实,从更高更广的角度逼近事物的本质。否则,没有一定事实依据的假说,只能是"胡说",主观臆测,或科学幻想。

3. 可验证性　有一定科学依据的假说,必须能通过实验观察予以验证。一个具有假定性和科学性两个特性的假说,通常是可验证的。否则,不是假定性或科学性有问题,就是实验观察和技术路线有问题。一个严肃的科学工作者,对于已被验证的或未能被验证的假说的肯定和否定,均应持谨慎态度。事实表明,一切科学的、正确的和成功的假说,无一不具备这几个方面的特性。

有的假说是莫衷一是的,例如"精神分裂症患者必有某些生化学异常",这样的假说既不能说明精神分裂症的任何已知事实,更难以通过研究予以验证。如果依此假说,去测20种、30种不同的生化学指标,你也许看到一两个异常变化,也许看不到。另外,有的假说是显而易见的,几乎会毫无保留地被所有人接受,这样的假说实际是可有可无或没有意义的。例如"低蛋白饮食有益于肝硬化患者的肝脏",听起来显然是合理的,可事实证明低蛋白本身即可引起肝的损害。长期以来几乎没有人怀疑"休息有助于扭伤关节的恢复",可实际上通过一些锻炼,扭伤关节的恢复会更快些。一般认为,1950 年 Doll 和 Hill 提出的"吸烟引起肺癌"的假说是一个好的、成功的假说,主要根据是:①对肺癌随吸烟的增加而增多的事实给予了一个合理的解释;②这一假说是可验证的,后经证实,吸烟多者易患肺癌;③进一步还证实吸烟多者戒烟后肺癌的发病率降至非吸烟者水平。

(三)假说作用

假说的主要目的是提出新的实验或观察,从而对研究者具有驱动和导向作用。这两种作用往往会使有关研究者为实现自己的假说奋斗终生而无悔。

1. 驱动作用　已经提出的假说使有关研究者有一种动力和目标,使其念念不忘地去不懈地进行实验或观察,即使一再失败也在所不辞。Ehrlish 根据有些染料能选择性地将细菌或寄生虫染色的事实,设想某种会被细菌吸取从而将细菌杀死的物质。这一假说驱使他,百折不挠地经过 606 项试验,终于发现"锥虫红""606"(胂凡纳明),以及后人继之发现的"百浪多息"。假说不仅驱动提出者,也驱动整个合作集体。我国张香桐教授提出的"两种信号相互作用"的假说,动员了他和他的全体合作者,在神经系统的各个水平,研究针刺镇痛的机制,并终于做出了重大的贡献,因而获得了"茨列休尔德奖"。不难想象,没有一个能统一并动员群众的假说这是不可能的。

2. 导向作用　Bernard 说,假说是实验者的刺激物。假说可以视为指路的航图,是指引研究方向的工具或手段。任何一个系统的研究项目均是靠着一层一层的假说,导致最终证实假说并形成新理论的目的。假说的有无,事关重大。Bucker 将小鼠肉瘤组织移植到鸡胚后,鸡胚的神经极其旺盛地向肉瘤移植物中生长。但是,由于没有假说导向,他只停留于这一观察或事实。Montalcini 成功地重复了这一实验,并提出了某种可弥散的神经生长刺激因子存在的假说。后来同她的合作者 Cohen 一起又发现蛇的毒腺和雄性小鼠的颌下腺均富含这样的因子,对之进行了分析和提纯,研制了抗血清,并利用已提纯的神经生长因子(nerve growth factor,NGF)和抗血清进行了大量的研究,几十年求索不舍,成果累累,震动了整个世界医学界,终于在 1986 年荣获诺贝尔生理学或医学奖。

假说的这两种作用,促进不同学派之间的争论,有力地促进了医学科学的发展。细胞免疫说与体液免疫说,Dale 的化学传递说和 Eccles 电传递说是靠着各自的假说驱动和导向作用,才能长期持续下来的。Galvani 和 Volt 对莱顿瓶放电时蛙肌收缩的事实,分别提出了不同的假说。Galvani 认为生物组织本身即存在电,Volta 认为生物组织本身无电,引起肌肉收缩的电是外来的,是来自 Galvani 实验时所用的锌钢镊子。但 Galvani 在不用金属镊子的条件下也重复出相同的结果,对此 Volta 仍不赞同。当时他们二人均不可能是完全正确的,因为当时他们所用的仪器,谁也不能确定动物组织是否带电,但两人还是你来我往,一直到生命的最后一息,彼此都确信自己是这场旷日持久争论的胜利者。

(四)假说形式

科学假说通常指专业性假说。广义的科学假说还包括统计学中的备择假设和无效假设。专业性假说包括对所探讨的变量变化有明确说明的导向性假说和只说明变量间是否存在显著差异的非导向性假说。最普通的专业性假说为单假说,对课题的实验因素、实验单位、反应变量三要素之间的关系只提出一种假定,通常对所探索的课题要素的变化,只提出一种可能性,或只提出一种假说,复假说对相应的变化提出多种并列或串联的假说。前者易使研究者专一,但同时可能有所束缚;后者不那么专一,但对研究者思路和实验观察时注意范围束缚较小。为避免单假说单一倾向性给研究人员带来偏见而忽略其他有价值的线索,Chamberlain 主张用并列或串联的多个复假说形式来实现研究者的自我监督。经验表明,许多科学发现是以串联式的复假说形式实现的。串联式复假说根据实验的发展逐次剔出一个个单假说,逐次逼近有关课题的最后或最佳答案。

1. 单假说　单假说是最普通的假说形式,对课题要素间的关系,只提出一种说明,并通过实验来证实正确与否。单假说的目标和方向均非常专一,有利于研究者集中精力,精密而准确地进行验证。但是,由于过于集中或专一,有时会使研究者带上偏见,固执地、有倾向性地解释实验观察,从而忽略了其他有价值的线索。Bernard 曾说过:"过分相信自己的理论或想法的人不仅对现实发现准备不利而且也使其观察变糟"。

2. 复假说 避免单假说的倾向性的最好方法是,养成服从客观事实和尊重事物本来面貌的习惯,并且永远不要忘记,假说在未被证实之前,只是一种假定。Chamberlain 提出复假说以实现自我监督。他主张对所选定的课题,提出多个假说并在观察过程中留意与每一假说有关的事实或现象,或在实验观察时,侧重检验某一最有可能的假说,同时兼顾其他假说。

复假说可以是并列式的,几个假说同时并列,例如,先天性脊柱裂的病因学研究,至少可提出环境和/或遗传 3 个假说:①环境+遗传;②环境;③遗传。复假设也可以是串联式的,如在系统性研究项目中,各个分题可以有各自的假说,然后通过实验,依次予以验证,许多重要的理论发现,也往往通过许多人前赴后继或串联式复假说运动完成的。

在受体学说的发展过程中,1878 年 Langly 首先基于阿托品和毛果芸香碱对猫涎腺的拮抗作用,提出不同药物与组织的某些不同部位结合以发挥作用的假设;接着在描述箭毒对骨骼肌的作用机制时,又进一步提出了"感受物质"

的概念;最后 Ehrlish 才首次明确地提出了"受体"一词,并提出侧链说,用以说明药物与组织细胞的结合;乙酰胆碱、肾上腺素、胰岛素、血管紧张素、高血糖素、甲状腺素等受体现已被分离或提纯。这种受体学说经历了多种假说的接替和更新。

(五)假说形成

形成假说的基本要求,是对已知的事物有所解释,并能预言一些能被证实的实验观察。假说的价值,主要决定于它解释已知和变革现实的准备及广泛的程度。假说的可取之处,在于它既在已有的知识背景上形成,但又不为传统观察所束缚。因此,形成假说的过程是研究者最重要的脑力活动或思维艺术,既可通过通常的逻辑思维途径,也可通过非逻辑的思维途径。

1. 归纳与演绎　虽然科学发现往往是来自意想不到的实验、观察或直觉的作用,而不伴有明显的推理思维,但是推理在形成假说过程中却起着主要的或指导性的作用。在提出假说、判断想象或直觉到的观念是否正确时,在衡量证据解释的合理程度时,在做出概括和扩大应用一个发现时,推理是主要的方法。推理的主要形式为归纳与演绎。归纳法根据局部的个别情况,推论出一般的结论,由个别事实推论出新的综合的概念,富于创造性。演绎法则与之相反,由一般原理推广到个别,虽准确,但不可能导出新的概括。

2. 联想与类比　形成假说的更为重要的推理方法是

类比或类推。类比法确定和利用事物之间相互关系上的类似点:如已知 A 与 B 在某一点上同 C 与 D 的关系类似,则在其他各点的关系上也有类似的可能。类比法使研究者得到线索,帮助了解尚未看到的现象,特别是在提出假说的初期,类比往往是很有成效的。然而,类比本身不能证明任何事实,也往往会导致错误,特别是在研究深入时,滥用类比,有时是危险的,此时仍沿用一些表面特性的比较,会使人越来越难以认识所研究的现象本身的规律。

例如,1923 年,诺贝尔生理学或医学奖获奖者 Banting 根据糖尿病患者尸解胰腺岛状物缩小,而其他患者尸解的岛状物不变的事实,提出"胰腺中那些岛屿状的细胞所起的作用是将健康身体内部多余的糖转变为热能,一旦这些细胞不能发挥作用,体内糖分就成倍增高而引起糖尿病"的假说,同时又受到 Barran 结扎胆管后只有岛状细胞存活的启迪。1921 年,他从两个方面去验证自己的假说:一方面,切除犬的胰腺,犬全部出现糖尿病症状并死亡;另一方面,将胆管结扎后的胰腺提取物给 92 只切除胰腺犬注射,只死了 1 只犬,其余 91 只犬全部成活,血糖降低,尿中无糖。1922 年,他进一步从富含岛状细胞的胎牛或胎羊胰腺中提取胰岛素,在自身试验其剂量和异常反应,并成功地治疗了第一例糖尿病患者。

3. 直觉与灵感　不少的选题或假说,特别是新颖的选题或假说主要来自于直觉。直觉是一种突如其来的戏剧性地闯入脑际的感觉或想法,有时也用灵感、启示和预感等词来表达直觉。直觉常是在对有关的问题有意识的连续思维活动并百思不得其解之后,人们不再去注意该问题时发生的一种下意识活动。因此,直觉出现的最重要的前提是对解决有关问题的强烈兴趣和长时期的思考。在这一前提条件下,有可能通过下述的一些自我放松的途径,来诱发直觉。由于直觉产生的新想法经常瞬息即逝,事前必须有随时记录在案的准备,才能不贻误"战机"。

睡眠:睡眠是一日辛苦或积累思维之后最好的休息或放松,有较多的机遇产生直觉。Loewi 对化学传递的发现是一个典型的例子。一夜睡眠中突然闪现一个绝佳的想法,醒来用笔记下,可惜第二天不能辨认所写为何物。第二夜该想法又戏剧般地出现,这次醒来认真记好,天明后立即到实验室,做了蛙心灌流实验,将直觉变成了现实,成为突触化学传递的奠基者。

悠闲:没有任何专心或分心,也不担心任何干扰,无忧无虑,不思索任何与课题直接有关的问题,体力和脑力处于悠闲自得的条件下,如上下班的途中、散步、沐浴、剃须、梳洗、卧床,以及谈天等场合,易于出现直觉。

点评:除睡眠和悠闲条件外,有时正在进行有关问题的讨论、报告、写作或阅读时,直觉也会突然闪出。直觉与灵感带有机遇性质。据说 Kekulé 是由于梦见苯环而发现了苯环,被 DNA 碱基模型困扰的 Watson 和 Crick 是由于突然的灵感而发现 DNA 的结构基础,从而提出三联体密码假说。

诺贝尔物理学奖获得者杨振宁强调"只有逻辑的科学只是科学中的一部分""科学绝对不是只有逻辑"。直觉、灵感、想象,以及洞察力、鉴赏力等非逻辑的思维形式或在科学创造中均具有十分重要的作用,特别是在逻辑推理活动之前,以及逻辑推理无能为力的情况下,直觉思维的作用更为重要。绝大多数科学家也都熟习直觉这一思维现象。但是根据 Plait 和 Baker 的调查,只有 33% 的科学家直觉思维是经常的,50% 是偶然的,17% 从未借助于直觉思维。应该说直觉思维决非一日之功,而是长期思索的瞬间暴发。Nernard 说"不晓得未知折磨的人是不会享受到发现的乐趣的"。

(六)假说前设——未雨绸缪

有史以来的科学假说大多是在实验前提出的,通常称为工作假说(本书称之为科学假说的前设或前设的科学假说),用以指导实验设计、研究方向和目标。Harvey 根据心脏和静脉血管壁有瓣膜存在的事实,提出血液在心脏和血管内单方向流动的工作假说,进而在羊、犬、鸟、鱼等 128 种动物上,用放大镜观察心搏和血液流动的实验观察予以证实;根据对心室容积和心率的测量与计算,证明血液在心血管系统内进行周而复始的单方向循环,从而用"循环论"推翻了 Galen 的"潮汐说",为发展现代实验医学奠定了坚实的基础。Harvey 提出动静脉之间存在当时用放大镜难以看到的构造的假说,在他的《心血运动论》发表 2 年后,Malpigi 用显微镜观察到了组织内的毛细血管和血液在其中的流动,证实了 Harvey 的假说。Harvey 科学假说思维运用之巧妙、实验工具之简陋、实验观察之精细和艰苦,在医学史上传为佳话。1896 年 Starling 在一篇 14 页的论文里提出的,液体在循环血液与组织间隙之间的平衡决定于血管壁两侧液体静压与蛋白质渗透压之间的平衡的假说,31 年后被 Landis 证实,成为指导微血管渗透性和血液与组织间液分布研究的一个最基本的定律——Starling 定律。

工作假说或前设的科学假说有无与否,事关重大。Bucker 发现,将小鼠肉瘤组织移植到鸡胚后,鸡胚的神经极其旺盛地向植入的肉瘤组织生长,但他只停留于所观察到的这一事实而未提出假说。Montalcini 成功地重复了这一事实,并提出了肉瘤组织存在某种可弥散的刺激神经生长的因子的假说。随后她同 Cohen 合作发现蛇的毒腺和雄性小鼠的颌下腺富含这样的因子,并进行了分析与提纯,进一步利用已提纯的因子——神经生长因子及其抗血清做了大量的系统研究,在串联式系列复假说的逐次引导下,几十年求索不已,终于在 1986 年她与 Cohen 双双登上诺贝尔奖领奖台。

(七) 假说后立——深化与升华

毋庸置疑,医学研究在以前设的科学假说或工作假说驱动为主流的历史发展中,也不乏没有科学假说引导的科学发现,在偶然观察到的事实的基础上,提出科学假说用以解释已发现事实。如此提出的科学假说时常被称为学说或理论,本书称之为后立的科学假说或科学假说的后立。有些学科在其发生发展的早期,由于缺少足够的观测事实作为提出假说的基础,一些研究即在无假说驱动的条件下进行和完成。历史上不少"出乎所料,得其所未料"的意外或偶然发现即是在未经前设假说或工作假说驱动或引导的情况下发生的。Röntgen 发现 X 线、Fleming 发现青霉素、Ringer 发现生理盐水、Bayliss 发现促胰液、Langerhans 发现胰岛、Popa 发现垂体门静脉、Gram 发现革兰氏阳性细菌等,都是在事先没有提出科学假说的情况下产生的。

Watson 说过,他和 Crick 没有发明 DNA 的双螺旋结构,它就在那里,等待着人们去发现;他和 Crick 两人中谁都不能独立地发现它,但 Franklin、Wilkins 以及 Pauling 已接近发现它。实际上,也许 Chargaff、Hershey、Chase、Asbury 等人也不是没有这种可能。但是缺乏用数学方法思考能力的 Watson 和只靠自修学过生物学的 Crick,却在这些人研究的基础上,用搭积木的方法反复试验,终于在不到 3 个星期的时间内,建造出了一个合理而优美的、具有生物学意义的 DNA 双螺旋模型,从而引爆了一场空前的分子生物学革命,把生命科学和医学引入了一个全新的时代。

分子生物学革命爆发以来,在脑的不同脑区、组织与细胞上已发现有大量的基因表达。这些发现大多不是在明确的科学假说指导下得到的。不少有关各种表型和疾病与遗传变异的发现,既有的是通过工作假说的先导,也有的只是通过系统的"钓察"(systematic fishing)得到的。研究与疾病和功能障碍有关的基因,显然不是一个范围较窄的工作假说所能涵盖得了的。

如果说 DNA 双螺旋的发现本身以及其后的很多发现

没有或缺少明确的科学假说的先导或驱动,那么在它之后,生命科学在寻找特定基因蛋白质的50多年里,在世界范围内轰轰烈烈的人类基因组计划中,似乎也很难见到以明确的工作假说或前设的科学假说为先导的报道。随着生命科学的进步和后基因组时代的到来,基因组学、功能基因组学、蛋白质组学、小分子代谢组学、细胞组学、生物信息学等新兴学科,以及微距列、纳米技术和光学成像技术等又多又快又准的高通量、高灵敏度、高专一性技术的出现,使一项研究或一个实验下来将会得到一批批没有假说引导或完全没有预料到的大批量数据或结果。显然科学假说后立的重要性将日益显现,而事先提不出科学假说或没有前设的科学假说的情况将有所增多,人们将进入一个大科学、大发展的"发现科学(discovery science)"时代。

在后立的科学假说渐增和前设的科学假说渐减的发展趋势下,在大科学、大发现的新形式下,人们有必要认真反思沿用的传统科学方法论,思考和探索新的科学方法论,重新评估前设的科学假说的有无、原创性以及可行性的高低在科学评价上的价值与意义。科学假说的有无、原创性以及可行性的高低在基金评审或论文评价上一直占有很大比重的状况,应该到了有所调整的时候了。人们将越来越认识到,实验医学惯用的传统简单化原则与还原论思维方式将逐步走向复杂化与构成论,将会更多地从整体的视角去思考和研究问题。

在后基因组时代,人们也将会越来越意识到,医学研究将在超分析和超综合的基础上沿着整合论的方法论途径,既向生命科学的理化本质又向整体的生物性和社会性发展;医学研究的选题也将越来越多地取决于研究者个人和团队的鉴赏力、洞察力、直觉或灵感。今后,科学家们可能会提出没有明确科学假说的新概念或只用某种新技术的研究项目,这将对科研基金或科研论文的传统评审标准提出新的挑战和要求。人们如何面对这样一些似乎没有什么科学依据或可行性的课题,但却可能是一个个在广度、深度、复杂性和风险程度上都远远超过传统医学的命题呢? 这既需要有敢冒风险的胆识,也需要有与时俱进的学识。美国国立卫生研究院设立了院长创新者奖(the director's innovator award),用来鼓励那些不受现行理念束缚、不一定有明确工作假说和技术路线,但具有高创新和高胆略的研究者和集体。为了迎接医学领域"发现科学"和"转化科学"的大科学、大发现时代的到来,制定与出台有关如何鼓励和促进将给我们带来全新理论以及技术的、不一定有前设科学假说但却富有独特探索性的新型高创新、高风险的研究课题的政策及策略,是我国的科研管理部门、基金组织和科技期刊出版界即将面对的现实。

(八)假说规则

在形成假说,特别是有关探讨因果关系的假说时,还要遵守一定的思维规则。

1. Newton 4 规则

规则 1:除了真正而又足以说明自然事物出现的原因

外,不承认更多的原因,因为大自然喜欢简单。

规则 2:同一自然效应要委之于同一原因。

规则 3:客观所能达到的客体的性质具有普遍性,因为靠感觉能认识事物,但又不能感觉所有事物。

规则 4:坚信从现象准确推论出的假说,经得住任一可想象的反对假说的反驳,直到出现其他现象,该假说不得不修正或放弃之止。

2. Grossman 4 规则 1980 年 Grossman 在中华医学会做"如何训练年轻科学家"报告时,列举了如下 4 条原则:

原则 1:不要分析不存在的现象。

原则 2:没有假说,就将不会有答案。

原则 3:思路比仪器更重要。

原则 4:统计设计比统计分析重要。

(九) 假说检验

实验观察是检验假说正确与否的唯一标准。假说的一个重要特征即它的可验证性。根据某一假说设计并进行的实验结果可能完全支持、部分支持或全部否定该假说。对于这三种可能,研究者需有思想准备,并予以审慎处理。

1. 证实 预计的实验观察,得到了预期的结果,即假说被证实,是任一研究者所孜孜以求的。这种结果一旦出现,一个严谨的科学家往往采取相信而又不全信的态度,并特别注意防止错误的实验观察支持错误的假说,因而必须进一步获取延伸或扩大和/或证伪来予以完全的确认及相信。

2. 证伪 即从反面证明所得结论是假的。如实验结果已证实外周神经束全部由粗纤维组成的假说,此时,只要在外周神经干中找到一根细纤维,该结论即可被否定。证伪方法特别适用于事物之间因果关系的研究。如实验结果支持运动过程中肺通气量的增加是由于 PCO_2 增高导致的假说时,如能证明,运动过程中肺通气量增加之前 PCO_2 并不增高,该结论即可被否定。当然,如证明肺通气量增加之前,PCO_2 确实增高,也并不能肯定这两个变量之间真正具有因果关系。因为,运动过程中除 PCO_2 升高外,还有 PO_2 降低、$[H^+]$ 和体温的升高,以及来自运动关节和大脑皮质的信息对呼吸神经元的作用等。

如果进一步实验和证伪过程均证实某一假说时,研究者应首先把它视为只适用于该种特殊的实验条件,而不能过广地引申。只有在所有情况下,假说均成立时,才能视为学说、理论或规律。这往往需要更多的科学家认可,而不是自封。

3. 否定 可以说,大多数的假说是错误的或不完全的,当实验结果完全否定据以进行实验的假说时,首先要将不符合事实的假说同暂时不能被证实的假说区别开来。暂时不能被证实的假说,可能会被新的实验或方法所证实。其次,要仔细审视实验过程和所得资料,借以发现是否有妨碍证实假说的因素。最后,即使已经证明是错误的假说也不一定是毫无价值的,既可从中汲取堵塞通向错误的通路的经验教训,也可能引申出某种新的意想不到的发现。

Bernard 曾提出沿交感神经传递的神经冲动的作用是通过引起化学变化使皮肤产热。但实验结果却出乎他的预料,切断颈交感神经后,兔耳变温,而不是变冷。与其假说相反的事实还有,消除兔耳血管的神经性影响后,兔耳血流量增多。根据这两项新的非预期结果,原来的假说虽被否定,但新的发现——血管运动神经,却因而出现,成为继 Harvey 血液循环之后的一项重大成就。

对于与事实不符的假说,有时可以予以修正或补充,使原来的假说,附以这样或那样的条件或注脚,并按附加的假说,进行新的实验验证。当然,如几经变换,实验事实均与假说不符,又不能引申出什么新的假说和发现时,就不要抓住这一已证明是错误的假说不放,而要有假说服从事实的心理准备,不要一味地、一厢情愿地,被主观主义的假说左右对客观现象的解释和判断。

在突触传递的电火花派和汤派的争论中,Eccles 为我们树立了假说服从事实的榜样。1936 年 Dale 提出,神经肌肉接头通过乙酰胆碱中介,但 Eccles 当时认为是电传递;在化学传递的证据日益增多的情况下,1942 年他认为神经肌肉的传递是电传递,但自主神经与内脏之间的传递是化学的。直到 1954 年,他才通过亲自实践,完全认可"Dale 原理"。继而根据这一原理,进行了大量的有关化学传递离子机制的电生理学研究,并于 1963 年荣获诺贝尔生理学或医学奖。

三、设计

　　根据假说进行实验设计。实验设计指科学研究的一般程序的知识,展示如何进行科学研究的概貌,试图解决研究的全过程,包括问题的提出、假说的形成、变量的选择乃至结果的分析、论文的写作等一系列内容。实验设计的主要功能是对变量的控制,首先是在控制条件下有效地操纵或改变自变量,使因变量(即反应变量)的变化得到观察。良好的实验设计主要表现在合理安排实验程序,对无关变量进行有效的控制。实验中的无关变量,有些可以像理化实验那样通过一定的实验仪器及技术予以排除,但大部分难以排除,因而必须依靠实验设计平衡或抵消其影响。"研究是一门艺术,即如何设计一些方案去解决那些难题的艺术"(Peter Medawar)。医学研究课题的实验设计通常依次进行专业设计、对照设计和统计设计三大设计。

(一)专业设计

　　在形成研究假说的基础上,依次进行专业设计、对照设计和统计设计,为制订研究计划和书写基金申请书或标书提供基础。专业设计包括实验因素、实验单位和反应变量等课题三要素设计,以及技术路线设计。

1. 实验因素设计　外环境中各种机械的、物理的、化学的和生物的因素均可成为某一课题的实验性因素或观察性因素，在设计时需侧重考虑以下情况。

（1）实验因素的数量：无论是实验性、观察性还是外附性因素的数量均可为一个或两个以上；各因素至少可有有和无两个水平，实验性观察因素还可有两个以上的多个水平。传统的实验因素设计多为单因素设计，是按照 Galileo 的经典物理学思路，使实验处于一个标准或恒定状态下，只改变许多因素中的一个因素，观察其对实验单位反应变量的影响。20 世纪 30 年代以来，随着实验设计技术，特别是统计学的发展，统计学家 Fisher 首创复因素设计，能高效地获取有关各因素及其交互作用对反应变量的影响。

（2）实验因素的水平：如前所述，无论何种因素均至少有两个水平。多水平的设计往往使统计处理复杂化，需有统计学家参与。由于实验因素与反应变量之间往往存在着一定的质与量的关系，并且多为非线性的，呈 S 形或指数曲线型的剂量-效应关系，因此在设计水平高低时，应采用能引起反应变量发生中度变化的强度或水平。此时，反应变量的变化多处于剂量-效应关系曲线的近似线性部分，反应的增减易于显现（图 3）。

（3）特异因素与非特异因素：任何特异实验因素均不是孤立的，必然伴有非特异因素影响，如某种特异药物，需溶于某种溶剂并且必须通过穿刺始能注入实验单位，溶剂的成分和量、穿刺的过程等非特异的因素，均可能影响特异因素—药物的作用。如何在实验设计中排除或控制非

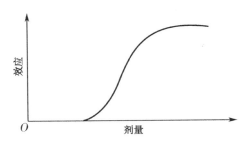

图 3　剂量-效应关系

特异因素的作用,也是实验设计的一个主要内容。

（4）得（增、升）因素与失（减、降）因素:有些实验因素作用于实验单位,使反应变量增强,有些则使反应变量降低,前者可视为功能增强因素或得因素（gain factor）,如刺激、移植、激动药、正义链;后者可视为功能减弱因素或失因素（loss factor）,如阻断、摘除、拮抗药、反义链（表 3）。如能在一个课题中既观察得因素又观察失因素对反应变量的影响,将使实验设计更臻严谨、研究结果更加可信。

表 3　得、失因素举例

得因素	失因素
器官组织或细胞植入	器官、组织细胞摘除
组织或受体兴奋	组织或受体抑制
刺激	阻断
配体	阻断药
激动药	拮抗药
基因转入	基因摘除
正义链	反义链

分子生物学研究中的"得"可以是基因的过表达（overexpression）；"失"可以是基因敲除（knockout）或基因删减（knockdown）。如假说是基因 A 与记忆力呈正相关，可以先过表达基因 A，结果是记忆力增强，再降低基因 A 的表达水平或敲除基因 A，结果是记忆力减弱。这样一正一反的实验设计，所得结果更加可信。

2. 实验单位设计

（1）人体：人体是一个具有多种物质运动形式、多层次多因素复杂相互作用的开放系统，是医学研究的难点，但却是医学研究的唯一或最后的原型，有的课题还只能在人体上进行，如人体指标的正常值、人的个体发育等。

在从正常健康人群中抽取有关 U 样本时，除去各种疾病外，需考虑年龄、性别、婚姻、种族、习惯、职业、家族史等自然因素。在以某病患者为群体，并从中抽取有关病例 U 样本时，除记录以上的自然因素并除外所不拟研究的疾病外，尚需考虑有关受试者的既往史、现病史、病情与治疗等情况。在从正常人或患者中选取志愿受试者时，由于其出于自愿并知道将要给予的实验处理，往往容易合作。此时，需警惕出现假阳性的可能性。在被选为安慰剂对照组的受试者中，有人会对安慰剂或暗示过敏，而有过强的反应，称为安慰剂反应者，不易与用药组的反应相区别。为了研究某种特殊环境对人类的影响，有时需从南北极、高原、热带土著居民群体中抽取 U 样本，同时抽取相应移民或旅游者的 U 样本。

（2）疾病模型：医学研究的对象是人，医学研究的成果最终需要在人体上体现，但医学研究要冒受试者被伤害、致残、甚至丧命的特殊危险,要负特殊的人道主义责任。因此,许多疾病难以在患者身上直接进行研究,往往需在有关疾病的动物模型上进行间接的研究。为此,首先发现或复制模型,从人原型过渡到动物模型,然后对动物模型进行实验观察,最后,将动物实验结果向所模拟的人原型转移或外推。

应用动物模型研究人原型的基本前提是模型与原型之间具有相似性或可类比性。模型在研究过程中只是原型的代替者,模型反应变量的变化具有向原型反应变量变化外推的可能性。可见,模型在医学实验中既是被研究的客体(代替原型),又是研究真正客体——原型的手段,具有一身二用的双重作用。

有些动物由于遗传的变异,自发地产生与人类疾病类似的体征,如大鼠的原发性糖尿病、卒中、高血压、癫痫,雌猪的冠状动脉硬化,犬的类风湿关节炎等。有些动物亦可人为地复制成某病的模型,如四氧嘧啶性糖尿病、血管结扎引起的脑缺血、坐骨神经结扎引起的神经源性神经病,以及致热源引起的发热、冷冻引起的兔耳冻伤、病毒引起的猴脊髓灰质炎等。

(3)生物模型:为研究正常人原型的生物学特征,往往从进化角度,考虑选用灵长类、哺乳类等高等动物为模型,特别是在研究高级神经活动时,多用猩猩、猴、犬和大鼠等(表4)。除动物种属外,尚应依实验要求考虑品系(杂交或纯系)、年龄、性别(通常雌雄兼用,但有时实验需只用雌或雄性),以及状态等。

三、设计

表4 医学研究的动物模型的主要特征

动物种类		主要特征
两栖类(蛙、蟾蜍)		进化低、易饲养、膜性皮肤、易制备神经肌肉标本
鸟类(鸡胚、成年鸡)		进化低、易处理、病毒易感、代谢有某些特点、高代谢率
哺乳类(啮齿类)	大鼠、小鼠	进化高、"聪明"、基本生物学与人类似。有不同纯系,多叶肝、无胆囊(大鼠);能合成维生素C(抗坏血酸)、孕期短、繁殖快、进食排泄物
	豚鼠	饲料中需供应维生素C,耳蜗敏感,对人类传染病易感
	仓鼠	冬眠、有自发糖尿病种系、孕期短、颊囊免疫特许、极少量组织相容性抗原、染色体数目少
食草动物	兔	有纯种、耳大、易取血或传染、致冻伤、无自发排卵、孕期短、进食排泄物
	绵羊和山羊	反刍、特殊的营养及有关生理代谢、乳腺大
冬眠动物(蝙蝠、刺猬、松鼠)		生理学特征不寻常,适于研究冬眠
食肉动物	猫	循环、消化和神经肌肉系统比啮齿类动物更近于人,血压稳定
	犬	代谢与人有些差别,小肠短、胃小、肝多叶、胰分散、两侧胸腔不完全分开,血管系统易接近
	雪貂	温驯、易饲养、可作为猫的替身
其他动物(猪)		解剖与某些生理学比其他动物更像人,小肠大、易饲养,生长快,有纯种
灵长类		进化与人最近,对人类许多疾病易感

为便于实施有关研究也往往选取有某种解剖生理特征的动物为模型,如犬和猴分别具有迷走神经紧张性高和交感神经紧张性高的特点,猫呕吐反应敏感,豚鼠听觉敏感,兔和山羊免疫功能强,有的大鼠肾小管亨利襻长、肾小球位于肾表面,可分别用作研究有关反应的模型。为了研究基本的生命活动过程往往选取进化低、结构简单的低等动物,如用乌贼鱼的巨轴突研究神经兴奋,硬骨鱼的 M 细胞研究神经网络、乌龟研究缺氧,果蝇、线虫、细菌、病毒、噬菌体等研究分子生物学,为研究遗传规律和分子生物学甚至选取具有鲜明性状及生长期短的植物,如海藻和豌豆。

(4)实验制备:实验单位可以是一个整个单位(在体),也可以是一个单位的一部分(离体),分别称为在体和离体实验制备,并各有优缺点(表5)。如果条件允许,宜进行多种系、多水平的比较,如神经系统的功能,既可在高、低等多种动物,以及在体与离体等多种水平进行研究,亦可在细胞系、脑片、离体头和整体上进行离子、分子、细胞器、细胞、突触、微回路、环路、系统乃至行为等多水平的研究。

表5　在体与离体制备的比较

比较要点	在体制备	离体制备
优点	基本处于生理状态	实验条件易于纯化
	便于观察行为反应	易于接近研究靶位
	便于判定整体效应	便于观测变化细节
缺点	有时需破坏内环境	基本处于非生理状态
	存在代偿和相互作用	缺少联系和相互作用
	难于观察变化细节	难于判断整体效应

3. 反应变量设计　实验单位对实验因素的反应可以反映在整体、系统、器官、细胞乃至分子水平上,可以分别从生理学的、生化学的或分子生物学等领域选择有关的反应变量或观测指标。

(1)反应变量的类型:反应变量可以是主观的变量,受试者的主诉或对问卷的回答。受试者真实地报告他或她的主观感受,往往是人体实验的一个不可忽视的真实而可信的反应变量。反应变量更多见的类型是可测量的客观指标或反应,如通过仪器测出的各种生物电、神经化学、形态学和分子生物学变化,往往能不失真地反映反应变量变化的性质和程度。反应变量亦可分为定性或定量的,或者是在定性基础上的半定量指标。如现已广泛应用的描述形态学变化的灰度和面积指标,可弥补单纯形态定性描述之不足。

(2)反应变量的数目:反应变量可以是一个或多个。现代科学的发展,已有可能运用多变量来相辅相成地且较全面地反映实验单位反应变量的变化。如追踪神经通路,可采用高尔基染色、溃变、放射自显影、辣根过氧化物酶(horseradish peroxidase,HRP)逆行标记、荧光染料逆行标记、免疫组化、C-fos、2-脱氧葡萄糖、PET 等技术,从不同角度显示神经通路的走行与连接。为观测细胞凋亡,可采用光镜、电镜、荧光显微镜等形态学观察,以及电泳 DNA 梯形条带、流式细胞仪、末端标记、Annexin V 染色、乳酸脱氢酶、膜通透性、噻唑蓝(MTT)等技术,多角度地予以显示。

(3)反应变量的标准:一个理想的反应变量应符合下

列标准。

1) 真实性与可靠性：生物体对实验因素与作用的反应往往是多方面的而不是单一的。实验者需要从中选出既真实又可靠的变量，如原发性高血压的血压、传染病的细菌培养。

2) 特异性与灵敏度：反应变量的特异性能排除其阴性变化；反应变量的灵敏度能确认其真阳性的变化。但同一变量往往难以两者兼具，一般以两者均相当于 80% 左右为宜（表6）。

表6　不同血糖水平对糖尿病诊断的特异性与灵敏度

血糖水平/（mmol/L）	特异性	灵敏度
3.88	8.8	98.6
4.99	47.5	94.3
6.10	84.1	85.7
7.22	96.9	64.3
8.32	99.6	50.0
9.44	100.0	42.9

3) 准确性与精确性：反应变量的准确性是变量测量值与变量客观变化的符合程度，代表指标的质量；精确性指变量测量的可靠性和可重复性的高低（图4），理想的反应变量测量是两者兼有。

4. 技术路线设计　在上述实验因素、实验单位和反应变量设计的基础上，进一步设计实验运作方案或技术流程，借以验证研究假说的正确与否。以外周感受器参与呼吸调节假说为例进行说明：

三、设计

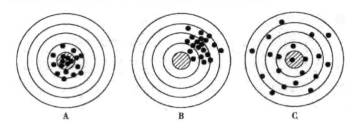

图4　准确性与精确性

A~C 示三个射击手的射击成绩,网纹处示靶眼是射击目标。A. 精确性
与准确性都很好;B. 只射中一边,精确性很好,但准确性不高;C. 各点分
散,准确性与精确性都不好、在科学测量中,没有靶眼,只有设想的真值。
平时进行测量,就是想测得此真值

    Heymans 父子为验证该假说,用动物孤立头和孤立颈
动脉窦区交叉灌流的技术,设计出了如图 5 所示的技术
路线。

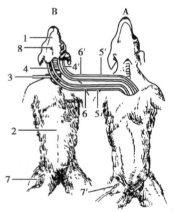

图5　孤立头灌流实验图解(由A犬灌流的B犬孤立头)

1. B犬的孤立头;2. B犬的孤立躯干;3. 气管插管;4、4′. B犬的右、左迷
走神经;5、5′. B犬的颈静脉头侧末端与A犬颈静脉心侧末端相吻合(右
边、左边);6、6′. B犬的颈动脉头侧末端与A犬颈动脉心侧末端相吻合(右
边、左边);7、7′. B犬与A犬的股处血压;8. B犬孤立头的呼吸活动

52

先将受血犬 B 的头与躯干分离,只与其自身的迷走-主动脉神经相连,使其头部的血液由供血犬 A 供应而与 B 犬自身的血液无关(图 5),然后进行:①降低 B 犬血压时头呼吸加强;升高 B 犬血压时头呼吸减弱;给 B 犬注射肾上腺素时呼吸甚至出现暂停;②在保留灌流压稳定的基础上,如今 B 犬人工呼吸增强,使其 PO_2 升高和 PCO_2 降低,则 B 犬头呼吸减慢;如人工呼吸减弱使 PO_2 降低和 PCO_2 升高时,则 B 犬头呼吸增强;③在切断 B 犬的迷走-主动脉神经时,重复②项实验,B 犬头呼吸不复出现相应的变化;④向 A 犬注射引起血压、PO_2 变化的药物氰化钠($NaCN$),以影响 B 犬头呼吸中枢时,B 犬头呼吸相应变化甚微或无。

通过这一系列构思独特、逻辑严谨和令人叹服的技术路线(图 6)和实验观察,无可置疑地证明了外周颈动脉窦区的压力和化学感受器对呼吸的调节作用,小 Heymans 于 1939 年荣获诺贝尔生理学或医学奖。

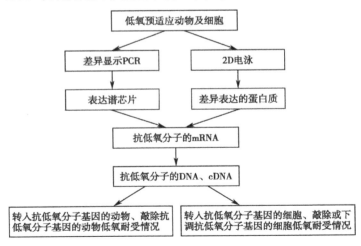

图 6　低氧预适应分子机制研究的技术路线

（二）对照设计

对照设计是实验设计最中心的一环。比较研究是医学实验不可缺少的条件。只有进行对照设计才能提供比较的基础。对照的作用在于减少或排除实验设计中非特异因素的影响，使特异因素的作用得以显示。对照的作用还在于减少或排除生物学变异和环境诸因素的影响，从而减少和排除实验误差，把反应变量的真实变化显示出来。因此，对照的总目的是减少或排除实验因素与反应变量之间的各种偶然性联系，揭示两者之间的必然联系或规律，从而获得可靠而稳定的实验结果。

1. 基本对照　一般而又简单的对照形式是设立一个不施加实验因素对照组（C），借以衬托出施加实验因素的实验组（E）的效应有无或高低。

$$C = Na（正常动物）$$

$$E = Na + F$$

由于实验因素中特异因素（Fs）与非特异因素（Fg）同时存在，上一表述可改为：

$$C = Na + Fg$$

$$E = Na + Fg + Fs$$

鉴于医学实验中常比较两种实验因素（F_1、F_2）的反应变量（V_1、V_2）的变化，对照设计的基本形式可以进一步表示为：

组 1：$F_1 \rightarrow V_1$

组 2：$F_2 \rightarrow V_2$

组 1：$Fs_1 + Fg_1 \rightarrow Vs_1 + Vg_1$

组 2：$Fs_2 + Fg_2 \rightarrow Vs_2 + Vg_2$

只有在两组的非特异因素 Fg_1 和 Fg_2 相同或均衡并使两组的反应变量的非特异变化 Vg_1、Vg_2 相等或均衡的条件下，两组特异因素（Fs_1、Fs_2）引起的特异效应（Vs_1、Vs_2）才能真实地显示出来，才能做出真阳性或真阴性的正确判断。

如果实验中两组的非特异因素（Fg_1、Fg_2）不相同或不均衡，则不能得到明确的实验结果，并易做出假阳性或假阴性的错误判断。

2. 逻辑对照　主要运用逻辑学归纳推理方法，Müller 曾提出科学研究的 5 种对照形式，用来揭示现象之间的因果关系。

（1）求异法：使比较双方的诸因素相等，其中某一因素（A）的有无与某种效应（a）的发生与否相关，即将该效应（a）委之于该因素（A）。

$$A^+BC \rightarrow a(+)$$

$$A^-BC \rightarrow a(-)$$

如给两组鸽子分别饲以粗磨与精磨的大米，精磨组鸽发生维生素 B_1 缺乏症（脚气病），而粗磨组鸽未发生，两者的差别在于糠皮的有无，从而揭示维生素 B_1 缺乏症的发生与糠皮中的成分有关。

（2）求同法：同一效应（a）发生于几种不同情况。如几种情况下同一效应的出现均见于有某一共同因素（A）存在的情况下，A 即为 a 的原因。

$$ABC \rightarrow a$$

$$ADE \rightarrow a$$

$$AFG \rightarrow a$$

如胰腺肿瘤、十二指肠肿瘤、胆管结石、胰管结石等情况下,均出现黄疸,其共同因素是胆管的压迫或阻塞。

(3)剩余法:同一效应(a)见于多种不同情况,当排除一个个可能的因素后,只剩下某一因素(A),仍出现该效应(a),则该余下的因素(A),即为引起该效应(a)的原因。

$$ABCD \rightarrow a$$

$$ABC \rightarrow a$$

$$AB \rightarrow a$$

$$A \rightarrow a$$

如夹闭肾动脉后血压升高的可能原因有:①神经反射;②肾缺血导致某物质的释放;等等。但在肾动脉去神经支配后再夹闭肾动脉仍产生高血压,所以肾性高血压的原因与②有关。

(4)共变法:在一些不容易完全排除某一因素的场合,如某一效应的变化(a_1-a_3)与某一因素变化(A_1-A_3)相伴而紧密时,该效应(a)的发生即与该因素外(A)有关。

$$A_1 \rightarrow a_1$$

$$A_2 \rightarrow a_2$$

$$A_3 \rightarrow a_3$$

如冠心病发病率的高低与血脂水平的高低呈正相关,因而冠心病的发生与血脂高有关。

(5)求同/求异法:即(1)与(2)结合应用,可从正、反两个方面联合判断现象之间的因果关系,相当于后述的反差对照。

$$ABC \rightarrow a; A^+BC \quad a(+)$$

$$ADE \rightarrow a; A^-DE \quad a(-)$$

$$AFG \rightarrow a; A^+FG \quad a(+)$$

如针刺穴位使五类传入纤维被激动时,出现针刺镇痛效应;而如针刺穴位同时将 D 类传入纤维被阻断时,针刺镇痛效应消失,提出 D 类传入纤维活动与针刺镇痛效应产生有关。

3. 非规范对照　医学有多种对照形式。此处所述对照形式由于对照没有同时包含在同一实验之内(self-contained),而不属于真正规范的对照。

(1)历史对照:以前人或他人的资料作为对照,亦可称前文献对照,一般多是出于不得已而采用的一种对照形式,如报道狂犬病等罕见的病例时,在论文的讨论部分引用非同时观察的有关资料作比较。

(2)潜在对照:相当于一种不言而喻的对照。一些公认不可治愈的病例或迄今未有先例的成功手术等,不可能找到即使是前人或他人的资料,只凭经验或公理来说明实验结果的可信性。

(3)标准值对照:以公认的正常人的生理、生化指标正常值或常规有效药物疗效作为对照,常是临床诊疗的一个重要参照,有关数据不是来自同一实验观察中的对照组。

4. 基础医学对照

(1)空白对照:对照组(C)不给予 Fg,也不给予 Fs 的一种对照形式,其作用在于观测实验单位有无反应变量本身的自然变异,在慢性乃至亚急性实验研究中常需要采用。免疫组化染色中用缓冲液替代第1抗体,原位杂交组化试验中用标本与未加核酸探针的杂交液进行杂交亦属空白对照(参见反差对照中的阴性对照)。

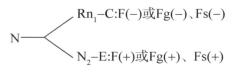

(N 为总体上代表随机抽取,n_1、n_2 为 U 样本,C 为对照组,E 为实验组,F 为因素;以下描述同此。)

(2)假处理对照:对照组给予除 Fs 以外的所有 Fg,用以排除 Fg 引起的反应变量 Vg 对 Fs 引起 Vs 的干扰。生理学实验常用生理盐水、有关试剂的溶剂、有关手术过程等作为假处理。

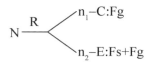

(3)有效(标准)对照:在基础医学或临床医学研究中,特别是临床医学研究中,可以对照组公认的常规、有效或最佳的常规疗法或药物(Fe)的已知效应(Ve)作为参比系,比较新疗法、新药或新因素(Fx)的未知效应(Vx)的优劣。

$$N \overset{R}{<} \begin{matrix} n_1-C:Fe \longrightarrow Ve \\ n_2-E:Fx \longrightarrow V_X \end{matrix}$$

(4)反差对照:为了从正、反两个侧面验证实验因素的作用,实验设计中,可采用反差对照,一组用增强反应的得

（gain）因素，另一组用减弱反应的失（loss）因素。

$$N \xrightarrow{R} \begin{cases} n_1:F\ gain \\ n_2:F\ loss \end{cases}$$

应用原位杂交、免疫组化时，常需排除试剂、组织和实验步骤的干扰，除实验组给予实验因素外，另需设阳性或阴性对照组。

$$N \xrightarrow{R} \begin{cases} n_1-C:positive（确知产生阳性反应） \\ n_2-E:F(+) \\ n_3-C:negative（确知产生阴性反应） \end{cases}$$

免疫组化染色中所用的抗体所识别的只是抗原决定簇而非抗原本身，具有相同抗原决定簇的不同物质均可与同一种抗体结合，从而出现交叉反应。为了刺激染色反应的特异性，需作如下对照。

1）阳性对照：用已知含待测靶抗原的组织切片与待测标本做同样处理，染色结果应为阳性，借以证明染色方法可靠并排除待测标本假阳性的可能性。

2）阴性对照：用已知不含待测靶抗原的组织切片与待测标本做同样处理的结果应为阴性，可排除染色过程中由于非特异性染色或交叉反应所致的假阳性。

用缓冲液替代第1抗体的"空白对照"，用产生第1抗体的动物免疫前血清或正常血清代替第1抗体的"替代对照"，以及可先用过量的已知抗原与相应抗体混合孵育后的混合物与待测标本孵育的"吸收试验"等的结果亦均应为阴性，也证明染色方法的可靠性并除外非抗体的血清成分所致的假阳性。

原位杂交组化试验中,亦应根据核酸探针及靶核背酸的种类设置与免疫组化类似的对照试验,如将标本与正意探针进行杂交的阳性对照,将切片用 RNA 酶与 DNA 酶预处理后进行杂交的阴性对照,用标本与未加核酸探针的杂交液进行杂交的空白对照,用标本与非特异序列和不相关探针杂交的替代对照,以及将 DNA 或 RNA 探针进行预杂交的吸收试验等。

(5)配对对照:按反应或来源相同的实验单位进行配对,分别给予或不给予实验因素,有利于排除许多误差的影响,大大提高实验效率。

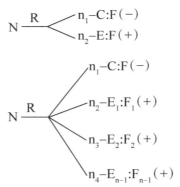

配对对照可以有同源、随机或分层配对三种形式。

1)同源配对:每一对内均为同一来源如纯系动物、同窝动物、双或多胞胎等,其变异最小、效率最高,可比随机配对高 5 倍,比不配对高 25 倍。

2)随机配对:按年龄、性别、体重、病种、病程、病情等相类似的进行配对,其统计效率亦高于不配对的对照。

3)分层配对:在按年龄、性别等自然因素情况分层的基础上,在各层内按相似条件配对。

（6）自身对照：实际亦是配对对照的一种形式，但对照和实验在同一单位上进行。在给予实验因素前或后（对照期）和左右侧成对器官或肢体的一侧不给实验因素（对照侧）的情况下，比较给药期或给药侧反应变量的变化。

（7）交叉对照：不设纯粹意义上的对照组，而是将两种或两种以上实验因素交互地作用于两组或两组以上的实验单位。交叉对照的关键是：①每次交换前，药物或试剂需洗脱或排除并使反应变量恢复到基线；②因素本身需无蓄积作用或不是特别有效的因素。

$$N—R \begin{cases} n_1 = \frac{1}{2}N \xrightarrow{\text{基线}} A \xrightarrow{\text{基线}} B \xrightarrow{\text{共线}} \cdots \\ n_2 = \frac{1}{2}N \xrightarrow{\text{基线}} B \xrightarrow{\text{基线}} A \xrightarrow{\text{基线}} \cdots \end{cases}$$

如以 A、B 分别表示 Fa、Fb，可作如下设计：

$$N—R \begin{cases} n_1 : A\ B, A\ B\ B\ A, A\ B\ B\ A\ A\ B, A\ B\ B\ A\ B\ A\ A\ B \cdots\cdots \\ n_2 : B\ A, B\ A\ A\ B, B\ A\ A\ B\ B\ A, B\ A\ A\ B\ A\ B\ B\ A \cdots\cdots \end{cases}$$

$$N—R \begin{cases} n_1 : A\ B\ C\ A\ C\ B, A\ B\ B\ A\ C\ C\ A\ C\ C\ A\ B\ B\ A \\ n_2 : B\ C\ A\ B\ A\ C, B\ C\ C\ B\ A\ A\ B\ A\ A\ B\ C\ C\ B \\ n_3 : C\ A\ B\ C\ B\ A, C\ A\ A\ C\ B\ B\ C\ B\ B\ C\ A\ A\ C \end{cases}$$

（8）临床医学对照

例如，Solmon 4 组设计

$$N—R \begin{array}{|l} n_1 : V_o \rightarrow F \rightarrow V_1 \\ n_2 : V_o \rightarrow V_2 \\ n_3 : F \rightarrow V_3 \\ n_4 : \rightarrow V_4 \end{array}$$

在 $V_0 = V_2 = V_4$ 或 n_2、n_4 的 $V_2 = V_4$，$V_0 \neq V_1 = V_3$ 或 n_1、n_3 的 $V_1 = V_3$，V_1、$V_3 \neq V_2$、V_4 的情况下，实验因素 F 对 V 有作用，引起反应变量变化。

实际此设计亦可改成 3 组：

$$
N \xrightarrow{\quad R \quad}
\begin{cases}
n_1 : V_o \to F_s + F_g \to V_1 \\
n_2 : V_o \to F_g \to V_2 \\
n_3 : V_o \to V_3
\end{cases}
$$

在 $V_1 \neq V_2$、V_3 的情况下，Fs 对 V 有作用。

(9)安慰剂对照：使对照组和实验组的各实验单位处于同一环境和同一实验人员观察的条件下，对照组给予外观、颜色、气味等尽可能与真处理或真药相同的假处理或假药，如生理盐水、乳糖等，借以排除心理因素的影响；实验组给予真处理或真药。安慰剂对照的关键是保密。

$$
N \xrightarrow{\quad R \quad}
\begin{cases}
n_1 - C : F假 \\
n_2 - E : F真
\end{cases}
$$

(10)盲法对照：为排除实验单位或实验人员两方面主观偏见的影响，可采用盲法。盲法的关键也是保密，同时并非盲的越多越好。

1)单盲法：实验因素对实验单位保密，使受试的实验对象不知晓实验因素的有无与真假，以减少主观因素的偏倚。

2)双盲法：受试者与实验者均不知晓每个受试对象分在对照组还是实验组，均不了解所给予的实验因素的具体内容，以减少受试者与实验者两方面心理偏倚的干扰。

3)三盲法:实验对象、实验观察者和实验评价者均不知晓受试对象的分组和处理情况,理论上可减少来自这三个方面的偏倚,但科研的安全性不易得到保证,也不易运作或执行。

(11)流行病学对照:临床医学或流行病学研究中常用如下三种对照。

1)前瞻性设计:前瞻性设计亦称队列研究,是指同一类实验单位,分别暴露于有或无实验因素的条件,以观后果如何的一种设计,比较随着时间的发展暴露组和不暴露组反应变量的发生率,相当于一种从"因"到"果"的研究。

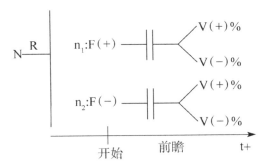

2)回顾性设计:回顾性设计亦称病例对照研究,选取有无某一疾病 D(或某一反应变量 V)为阳性或阴性变化的两组实验单位,分别回顾或分析该疾病/变量的影响因素,相当于由"果"到"因"的研究,比较两组先前接触某一因素的概率。

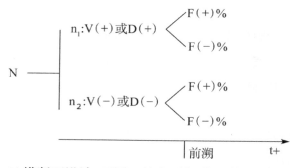

3）横断面设计：于同一特定时间普查某一反应变量或疾病有无的两组实验单位及其某一指标或实验因素有无或高低的一种"因""果"同查的设计。

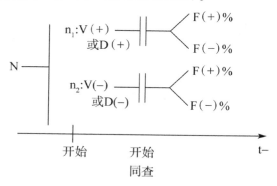

（三）统计设计

任一实验或观察的结果均是生物发展的必然性与偶然性的混合，任一观测值的大小均是真值与各种变异或误差因素之和。在了解真值与误差的基础上，通过统计设计来减少误差，使我们测定的 P 样本的均值 $\bar{x}$ 尽可能地逼近总体的真值（μ）。

1. 数据分布概率　总体的真值或靶值指观测次数无限多所得的值，而无限多次的观测是不可能的，人们只能从有限次的观测中寻求一个最佳值,对总体均值做出点估计或区间估计,为此须了解观测值或样本的均值围绕某一中心的分布概率或离散状况。这种分布与所观测数据的性质、数量及误差有关。

(1)贝努利分布:观测值为两种相互对立的两分类资料,如阳性与阴性、存活与死亡。已知某一项属性的概率为 P,则与之相对立的另一项属性的概率即为 $1-P$ 的分布,亦称二项分布(图7)。

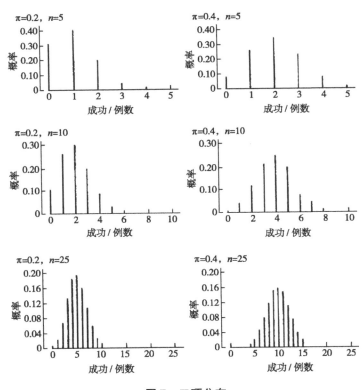

图7　二项分布

左:$\pi = 0.2, n = 5$;右:$\pi = 0.4, n = 5$

二项分布的形状由概率 $P(\pi)$ 和样本含量 n 决定。$P =$ 0.5 时,分布对称,近似正常分布;$P \neq 0.05$ 时为偏态分布,但只要 P 不靠近 0 或 1,随着 n 的增多、分布可接近正态。根据乘法法则,几个独立事件同时发生的概率为各独立事件概率的乘积,各种组合的概率为(式 1):

$$[(1-P)+P]^2 = (\overset{n}{x})(1-P)^{n-x}P_x \qquad (\text{式 1})$$

P 为总体率,n 为样本含量,x 为样本中的阳性数,$(\overset{n}{x})$ 为二项式展开后各项的系数(式 2):

$$c_n^x = \frac{n!}{x!(n-x)!} \qquad (\text{式 2})$$

$$P(x) = (\overset{n}{x})(1-P)^{n-x}P_x$$

$$= P^x(1-P)^{n-x}\frac{n!}{(n-x)!\,x!}$$

$P(x)$ 为 n 样本发生 x 例阳性的概率。

(2)波松分布:为二项分布趋于较简单的一种分布,P 趋于 0,n 趋于无限大,nP 接近一常数的计数资料,如单位时间、单位容积或单位面积的某些罕见事件发生频数的分布(图 8)。

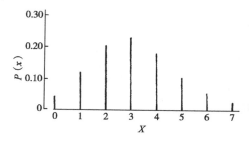

图 8　波松分布

$\lambda = 3.22$

波松分布的均值为 λ 标准差为 $\sqrt{\lambda}$ 了,均值与方差相等,图形由 λ 决定。λ 越小,分布越偏,随着 λ 值的增大,分布趋于对称,一般当 $\lambda = 20$ 时,分布近似正态。

波松分布的概率函数为(式3):

$$P(x) = e^{-\lambda} \cdot \frac{\lambda^x}{x!} , x = 0,1,2 \cdots n \qquad (式3)$$

(3)高斯分布:高斯分布又称正态分布,为最常见、最重要的分布。在观测的总体 N 未知或 N 无限大,各观测值之间的误差非常大的情况下,假设样本的标准差 S 与总体的标准差相同时,各观测值或样本均值以 P 为中心,呈左右对称的钟形连续分布,其分布特征由 P 和 X 两个总体参数决定。

1)正态曲线的方程(式4)

$$y = \frac{1}{\sigma\sqrt{2\pi}} \cdot e^{-\frac{(x-\mu)^2}{2\sigma^2}} \qquad (式4)$$

$$= \frac{h}{\sqrt{\pi}} \cdot e^2 x^2 \qquad h = \frac{1}{\sigma\sqrt{2}}$$

可见 x 越大,y 越小,x 越小,y 越大,当 $x = 0$ 时 y 为曲线上的最高点:

$$y_0 = \frac{1}{\sigma\sqrt{2}} e^0 = \frac{1}{\sigma\sqrt{2}\sqrt{\pi}} = \frac{h}{\sqrt{\pi}} \qquad (式5)$$

2)正态曲线面积:为1时的面积规律如图9和表7所示。

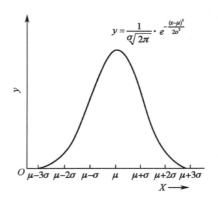

图 9　正态分布

λ = 3.22

表 7　正态曲线下面积分布规律

区间	区间外两侧/%	区间外单侧/%
$\mu \pm \sigma = 68.27\%$	31.73	15.87
$\mu \pm 1.96\sigma = 95.00\%$	5.00	2.50
$\mu \pm 2.58\sigma = 99.00\%$	1.00	0.50

（4）t 分布：t 分布又称 Gossett 分布或 Student 分布。当样本<30,Sd 不详或不能假设样本的 Sd 与总体 Sd 相同时,先需对总体 Sd 做出估计,再用正态分布对数据进行分析,了解这样的小样本是否来自均数为 P 的总体。为此需计算 t 值,再查 t 值表,样本含量为 n 的曲线下的面积(图 10)。

t 值为由样本均数 x 与总体均数 μ 之差除以样本均数的标准误 $S_{\bar{x}}$(式 6)：

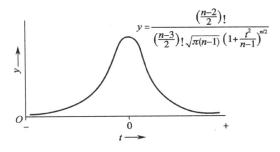

图 10　t 分布

$$t = \frac{|x - \mu|}{S_{\bar{x}}} = \frac{|\bar{x} - \mu|}{\dfrac{s}{\sqrt{n}}} \qquad (\text{式 } 6)$$

t 分布的方程为(式 7):

$$y = \frac{\left(\dfrac{n-2}{2}\right)!}{\left(\dfrac{n-3}{2}\right)! \sqrt{x(n-1)}\left(1 + \dfrac{t^2}{n-1}\right)\dfrac{n}{2}} \qquad (\text{式 } 7)$$

2. 数据分布趋势　数据的集中与离散趋势分别用均数和变异表示。

(1)均数:算术均数是最重要的位置量数和最重要的一种均值(式 8)。

$$\bar{x} = \frac{x_1 x_2 \cdots n}{n} = \frac{\sum xi}{n} \qquad (\text{式 } 8)$$

(2)中位数:中位数即为百分位数上的中间值,$P50$、$<P50$ 与 $>P50$ 各占一半,用于描述某些偏态分布的数据,只有在观测值呈正态分布时,中位数才能代表一组观测值的中心趋势或最佳值。

样本小时,只将数据从高到低或从低到高依次排列后即可看出中位数。

如样本大,可按下式计算(式9、式10):

$$M_1 = L + \frac{i}{fM}(n \times 50\% - fc) \qquad (式9)$$

$$M_2 = U + \frac{i}{fM}(n \times 50\% - fc) \qquad (式10)$$

M_1、M_2 为中位数,L、U 分别为中位数所在组的下限和上限,fM 为中位数值的频数,i 为中位数组的组距,n 为频数和,fc 为中位数以前和以后各组的累积频数。

(3)众数:众数为分布频数中频率最高数值,可以是1个、2个或多个。

典型正态分布的数据的均数、中位数和众位数位同一位置的数值,偏态分布时三者分离(图11)。三者的相互关系可以表述为(式11):

$$均数 - 众数 = 3(均数 - 中位数) \qquad (式11)$$

有明显偏态分布的数值的中心趋势亦用中位数或其他方式表示。

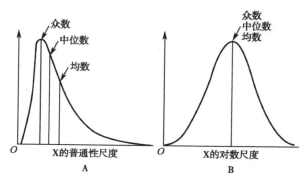

图11　偏态分布的普通性(A)与对数尺度(B)

（4）几何均数：几何均数是呈对数正态分布的位置量数，主要用于抗体效价、抗体滴度或时间等类型的比例数（式 12）：

$$\bar{x} = \log^{-1} \left[\frac{\sum \log x_i}{n} \right] \qquad （式 12）$$

（5）调和均数：用于计算机某些"率"的均数——"平均"率（式 13）。

$$\bar{x} = \frac{n}{\sum \left(\frac{1}{x_i} \right)} \qquad （式 13）$$

3. 变异　数据离散趋势可用以下诸方式表示：

（1）积差（式 14）

$$R = x_{max} - x_{min} \qquad （式 14）$$

（2）均方差（式 15）

$$S^2 = \frac{\sum (x - \bar{x})}{n-1} \qquad （式 15）$$

（3）根均方差：即标准差 Sd，指各观测值围绕样本均数（$\bar{x}$）的变异，如使 Sd 下降 1/2，n 需增大 4 倍（式 16）。

$$S = \sqrt{\frac{\sum (x - \bar{x})^2}{n-1}} \qquad （式 16）$$

（4）标准误：指各样本均数围绕总体均数的变异（式 17）。

$$S\bar{x} = \frac{s}{\sqrt{n}} \qquad （式 17）$$

（5）变异系数（式 18）

$$CV = \frac{s}{x} \times 100 \qquad （式 18）$$

4. 误差来源与控制　误差为非实验设计所要求的,能增加标准差或标准误的任何因素。

（1）误差来源

1）随机误差:随机误差亦称偶然误差、抽样误差,即前述的变异,是不可避免的一种固有的误差,可使观测值同等地向正和负的方向变化,可使观测值不精确,但服从概率分布,可用统计方法予以控制。

2）系统误差:系统误差亦称恒定误差,指在测量过程中未发现或未确认的因素使观测值不是同等地分散在其值的两侧,而是使观测值永远朝正或负的一个方向偏移,使观测值不准确,不能用统计方法予以控制。其原因多包括仪器不佳或未经校正,环境变动,以及实验者不良的观测习惯等。

3）过失误差:过失误差是一种显然与事实不符的一种误差,由于实验者责任心不强、粗心大意、操作不规范、运算错误等导致,是理应可以完全避免的误差。

4）非均匀误差:由于选取实验单位的标准过宽或过严,使样本变异过大、不均匀,或变异过小、过于均匀,从而不能正确地反映群体的代表性或总体的变化。

5）分配误差:不是按照随机原则一视同仁地对实验单位进行分组,而是按照某种目的或愿望,有选择地分配实验单位,从而使实验因素总是作用到某一 U 样本(如实验组),从而得到一种不真实的、在统计学上不能成立的结果。

6）条件误差:条件误差指实验过程中,不同组间或组内不同实验单位所处的时空条件不同而致的一种误差,如使实验单位处于不同喂养条件,或应用不同检验仪器,或不同操作等各种情况。

7)顺序误差:顺序误差指在实验中总是按一定顺序施加实验因素或测量反应变量所引起的一种由于时间因素而导致的误差。

8)心理偏差:心理偏差指实验单位的思想、情绪、对实验者的熟悉和信任程度,以及实验者自身的主观愿望或随心所欲所导致的偏差,应通过心理对照予以控制。

(2)误差控制:为减少或排除上述各种误差可采取以下措施,特别是随机、对照和重复三大原则。

1)标准化:使实验仪器、实验条件、实验步骤、操作规程等诸多因素标准化和规范化,如实验前的仪器标准或试剂标定等。

2)均衡化:使非特异因素、外附因素等尽可能均匀地分配到不同的 U 样本,使各组的实验单位的条件一致或齐同。

3)分层化:按实验单位的水平、层次分成不同层次,使每一层次内部的实验单位均匀,各层之间较不均匀,从而既可得到总的均值,并分别估计层内或层间的差异,借以控制非均匀性误差。

4)随机:随机是控制误差的三大原则之一,是进行统计处理的基本前提。随机是按机遇方法使一切可能影响实验结果的因素趋于一致、齐同的一种主要方法,即使不同组间未知变量的分配均等,并使任一实验单位有同等机会接受任一已知实验因素的作用,从而使各组间具有可比性。

随机不是随意或随便,而是通过掷骰子、掷硬币、抽签、摸球,以及随机分配卡和随机数字表等手段,抽取或分配实验单位。没有随机,实验数据就失去统计处理的依据。

5)对照:对照是控制误差的又一重要原则。如前所述,对照设计能使各组之间的非实验因素相接近,从而使特异的反应变量的变化得以突出,使事物之间的必然联系得以充分显现,从而得到稳定而规律的结果。没有对照,就没有比较,就不可能得出令人信服的确切结果。

6)重复:重复是控制误差另一重要原则。通过增加实验的重复次数或加大样本量,可进一步抵消或排除各种非实验因素影响,从而减少标准差特别是标准误,使实验结果更加接近或代表总体均值。

在实验中,无限加大样本含量(n)或增加实验次数既不经济也不可能。从统计学角度看来,并非使样本越大越好,如样本是从 100 增大 10 倍达到 1 000,以标准误($S_{\bar{x}}$)表示的误差只由 1 个 $S_{\bar{x}}$,降到 0.32 个 $S_{\bar{x}}$,不到 1/2(表 8)。因此,需考虑采用过大样本含量是否值得。实际上,精确测定的小样本的可靠性,要比非精确测量的多达数百个实验单位组成的大样本高得多。

如表 8 所示,开始时,n 稍增加,$S_{\bar{x}}$ 即明显下降、精确性明显增加,如 n 从 1 增至 4,$S_{\bar{x}}$ 从 100%降到 50%,后来 n 增加到 256 和 1 024,$S_{\bar{x}}$ 才降至 6.25%和 0.39%。

表 8　样本含量与标准误的数量关系

n	$S_{\bar{x}}/\%$
1	100.00
2	70.70
3	57.70
4	50.00
16	25.00
64	12.50
256	6.25
1 024	0.39

5. 抽样设计　实验设计的一个重要内容是 U 样本对其全部群体的代表性,以及各组 U 样本之间的可比性。人们永远不可能获得某群体的所有个体或实验单位,必须按统计学原理,合理而可信地从某一群体中抽取一定数量的 U 样本。

(1)简单随机抽样:简单随机抽样亦称不受限制的或完全的随机抽样,用随机的方法使群体的每一实验单位均有均等的机会被抽中。

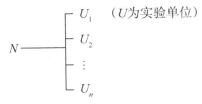

此法效率最差,适用于较均匀的群体,或数量不太大的小量探索性实验;否则,只有样本含量相当大时才能对

群体有较好的代表性。

（2）分层抽样：适用于不均匀的群体，按一定属性（如年龄、性别等）将其分为不同层次，再从不同层次群体中用随机方法抽取 U 样本，使层内差异小于层间差异。

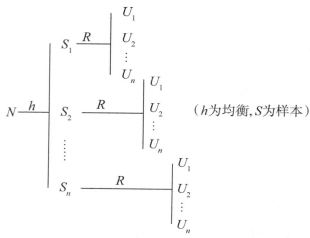

（3）系统抽样：系统抽样亦称机械抽样，对按一定编号或按一定系统组织起来的群体，可从中随机抽取一个第 K 个编号的实验单位，$K+m$、$K+2m$⋯$K+nm$ 即依次为被抽中的各个实验单位，

$$N \xrightarrow{\quad R \quad} K \left|\begin{array}{l} K+m \\ K+2m \\ \vdots \\ K+nm \end{array}\right. \quad （m为10倍数）$$

（4）集团抽样：从组成群体的自然集团中，按随机方法抽取某一集团全体，作为"试点"单位，该集团的全体成员均为实验单位，如各集团分配不均匀则代表性不强。

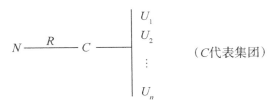

（5）两阶段抽样：第一阶段从群体中用单位随机抽样、系统抽样或分层抽样等方法抽取一个初级抽样单位，再从该初级抽样单位中随机抽取次级实验单位 $U_1 \cdots U_n$，进行反应变量测试。

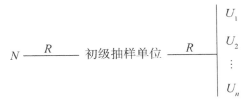

（6）两相抽样：两相抽样亦称双重抽样或重复抽样，也分两步。首先抽取一些实验单位并测量反应变量，从中得到信息，再以该信息为依据决定如何进行第二步抽样，两个时相的信息可以合并。适于对总体毫无所知的场合，经过第一步"摸底"抽样后，对总体摸到一点"底"，再决定第二次如何抽样。

6. 样本含量设计　样本含量的多少受允许误差（δ）、标准差（S）、$t_\alpha(P)$ 值、把握度（$1-\beta$）、单边检验、双边检验、变异系数（CV）、置信区间（CL）等诸多因素制约，也有多种表、图可查，但考虑到样本含量设计毕竟是个粗略的估计数，故不妨采用不需查表的简单估算法。

（1）t 值逆运算估计：由 t 值公式的逆运算可求得样本含量大小的估计（式19）。

$$\therefore t = \frac{|\bar{x}_1 - \bar{x}_2|}{S_{\bar{x}}} = \frac{\sigma}{S_{\bar{x}}} = \frac{\sigma}{\dfrac{S}{\sqrt{n}}} \qquad (式19)$$

$$\therefore \sqrt{n} = \frac{ts}{\delta}$$

$$n = \left(\frac{ts}{\delta}\right)^2$$

$$= t^2 \left(\frac{S}{\delta}\right)^2$$

（2）单样本含量或配对样本含量的估计（式20）

$$t\alpha = 0.05, ta = 0.01$$

$$n = (1.96)^2 \left(\frac{S}{\delta}\right)^2 \quad n = (2.58)^2 \left(\frac{S}{\delta}\right)^2 \qquad (式20)$$

$$\approx 4^- \left(\frac{S}{\delta}\right)^2 \quad \approx 7^- \left(\frac{S}{\delta}\right)^2$$

$$\approx 4^- \frac{pq}{\delta^2} \quad \approx 7^- \frac{pq}{\delta^2}$$

注意：n 为单个样本含量，配对双样本的总量为 $2n$，配对三样本的总 n 为 $3n$，以此类推。

（3）不配对样本的含量估计（式21）

$$\therefore t = \frac{|\bar{x}_1 - \bar{x}_2|}{S_{\bar{x}_1 - \bar{x}_2}} \qquad (式21)$$

$$\therefore S_{\bar{x}_1 - \bar{x}_2}^2 = \frac{S\bar{x}_1^2}{n_1} + \frac{S\bar{x}_2^2}{n_2}$$

$$\therefore n = 2\left(\frac{ts}{\delta}\right)^2$$

$$\therefore t_\alpha = 0.05 \qquad t_\alpha = 0.01$$

$$n = 2 \times 4^{-} \left(\frac{s}{\delta} \right)^2 = 8^{-} \left(\frac{s}{\delta} \right)^2 = 8^{-} \frac{pq}{\delta^2} \text{(比倒数)}$$

$$n = 2 \times 7^{-} \left(\frac{s}{\delta} \right)^2 = 13^{+} \left(\frac{s}{\delta} \right)^2 = 13^{+} \frac{pq}{\delta^2} \text{(比倒数)}$$

（4）小样本设计:根据中心极限原理,各种概率分布的数据在其数量接近 30 时均呈近似正态分布(图 12),故一般多采取 $n \leq 30$(n 可少至 2~3 个,多亦不大于 50 个)的小样本设计,并按正态或对数正态进行统计处理。

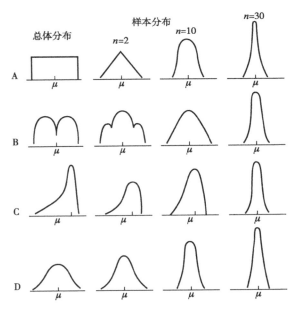

图 12　中心极限原理

A. 均匀分布; B. 二项分布; C. 偏态分布; D. 近似正态分布

（5）等样本设计:由于实验各分组之间如采用等样本设计,信息得出量高,易于计算,易于显示显著性,故近代医学设计几乎均采用等样本设计,试看下述计数与计量数据的示例。

1)计数资料

$N=80$　　$n_1=40$ 反应率 5%

　　　　　　$n_2=40$ 反应率 25%

　　　　　　反应率相差值 = 20%

　　　　　　$X_2=4.80$　$P<0.05$

但如　　$N=80$　　$n_1=20$ 反应率 5%

　　　　　　$n_2=60$ 反应率 25%

　　　　　　反应率相差值 = 20%

　　　　　　$X_2=2.60$　$P>0.05$

2)计量数据

$N=10$　$n_1=5$　　　　　　$\overline{x}_1-\overline{x}_2=5$

　　　　$n_2=5$　$t=2.50$　　$P<0.05$

　　　　$N=10$　$n_1=3$　　$\overline{x}_1-\overline{x}_2=5$

　　　　$n_2=7$　$t=2.29$　　$P>0.05$

(6)时相性分析设计:在初步估算样本含量或按 $n \leqslant 30$ 的小样本的基础上,在实验进行中,亦可分步骤测算显著性,一旦达到预期的显著性水平,即可停止实验;否则,继续实验直至达到所估计的样本含量。例如:

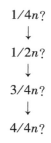

7. 配伍设计　配伍设计亦称复合设计,是应用数学方法使一个实验包括几个变量的复因素设计,既可节省时间和精力,又可得到更多的信息,因为每个因素均可从不同角度得到观察,并且可以观测到各因素之间的相互作用。

(1)随机区组设计:相当于配对设计的扩大,每个区组可容纳更多的因素。将事先编好号的性质或条件相似的若干实验单位,与相同数目的实验因素组成若干个区组,每个区组的实验因素(A~D)随机地分配到 4 个实验单位。如:

实验单位	实验因素
1	A B C D
2	B D A C
3	C A D B
4	D C B A

每个区组内部的非处理因素相似,又可避免各因素顺序误差的影响。其效率相当于拉丁方设计的60%。

(2)拉丁方设计:拉丁方设计是随机区组设计的一种特殊排列,或正交设计的一种特例,或相当于交叉设计的扩展,用拉丁字母表示的处理组按两类正交(相互垂直)的区组进行分配,每行、每列均包括全部处理,每种处理在每行每列中仅出现 1 次,不得重复或遗漏,按区组数和处理数的不同可有三阶方阵或四阶方阵等:

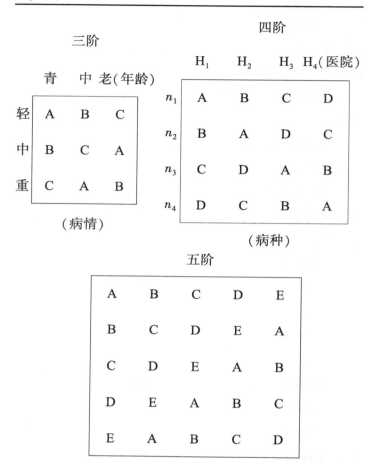

四阶

三阶

青　中　老(年龄)

　　　　　　　　　　H₁　　H₂　　　H₃　H₄(医院)

轻　A　B　C

中　B　C　A

重　C　A　B

(病情)

五阶

(3)析因设计:这是一种多因素交叉分组设计,将每个因素的所有水平数的乘积,如4个因素、2个水平的实验组合总数为 $2^4=16$,4个因素、5个水平的 $5^4=625$。

(4)2×2析因分析:如 a、b 两个因素各有 1、2 两个水平,可组成2×2列表($2^2=4$)的4个组合的平面图,各组间可相互交叉和比较。

	b_1	b_2
a_1	a_1b_1	a_1b_2
a_2	a_2b_1	a_2b_2

（5）多因素析因设计：如三药物加安慰剂对照设计成8个组合的立方体，每个角上设一个组合，既可了解每个药物的作用，又可了解所有不同组合的交互作用，如：

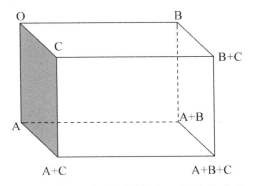

（6）正交设计：正交设计利用一套规格化的表格，合理地安排实验，高效、快速而又经济地获得有用信息。如3个因素、2个水平的实验，仅通过4次实验即可完成，$L_4(2^3)$ 表（L代表正交表）。

（因素）

		A	B	C
实	1	1	1	1
验	2	1	2	2
次	3	2	1	2
数	4	2	2	1

正交表中每列中的水平出现次数相等,任意两列同一横列中的水平数具有搭配均匀的性质。正交表有大小之分,如不考虑因素之间的相互作用,可选用小 L 表[如 $L_8(2^7)$],如考虑则选用大 L 表[如 $L_{16}(2^{15})$]。

(7)序贯试验:序贯试验属于最省抽样的设计,逐次少量比较,上一次结果决定下一次实验,一旦达到预期假设,及时停止实验,避免不必要的重复。

序贯试验分开放型和闭锁型两类(图13、图14),前者的最大样品含量可预先确定,后者的样品含量事先不予规定,两者均可有单向和双向两种形式(图15)。详细设计宜参阅有关专著。

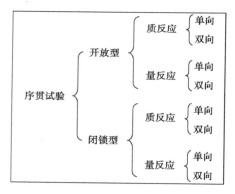

图 13　序贯试验类型

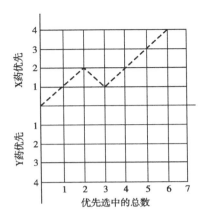

图 14　序贯试验作图方案

若 X 药好,则向右上方画一条对角线;Y 药好,则向右下方画一条对角线。

图上的线条表示第一队患者 X 药好,第二队患者也是 X 药好,第三队

患者 Y 药好,第四、五、六队患者都是 X 药好

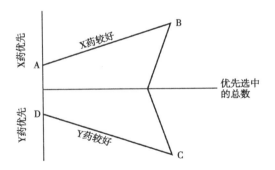

图 15　闭锁型序贯试验

若 X 药好,则穿过边界 AB;若 Y 药好,则穿过边界 CD;

若越过边界 BC,则两种药物的效果无区别

四、实验

　　实验是科学研究的基本方法之一。根据科学研究的目的，尽可能地排除外界的影响，突出主要因素并利用一些专门的仪器设备，而人为地变革、控制或模拟研究对象，使某一些事物（或过程）发生或再现，从而去认识自然现象、自然性质、自然规律。实验是验证科学假说、发展科学理论的基本手段，根据研究目的，运用一定的物质手段，通过干预和控制科研对象而观察与探索科研对象有关规律及机制的研究方法；是研究者根据课题设计，利用科学方法和科学仪器，主动地干预或控制，在典型的或特定的条件下获得科学事实的研究方法。科学实验可以人为地促成某种选定的相互作用，为观察这些相互作用的表现创造条件。科学实验既可再现自然过程，更可简化、纯化、强化自然过程。科研实验亦可加速或减缓研究对象运动变化过程，从而缩短科研周期或详窥自然过程，加快或深化人类知识积累。

　　"仅仅通过纯粹的逻辑思考，我们不能获得关于经验世界的任何知识"（爱因斯坦）。医学科学研究要在科学设计的基础上进行实验观察，才能获得有关的医学的规律和知识。科学研究中的实验观察在于收集实验者直接认知的事实,是实验者有目的、有条理地注意的有关事物。观察的本质是有选择的,是利用实验者感官或通过感官的延伸物——工具、仪器获取对事物认识的过程。科学实验是被条理化和被控制的观察,实验中的现象及其变化是人为地产生出来的。现象所产生的条件则是有选择的和已具备的。实验与观察两者之间的区别主要在于观察是观察者被动地从自然中寻找事实,有赖于自然的恩赐,不得不等待有利的观察时机和条件;实验是实验者人为主动地制造事实或改变事实。观察与实验都利用自然力,都应用人造的仪器,都有赖于智力和体力活动的参与,两者之间在这一方面的差异只是程度的不同。

实验观察可再分为实验室实验和现场试验。医学中的临床试验属于现场试验。实验室实验的事实可纯化、可控制和可再现,易于揭示事物之间的内在联系;现场试验则稍逊于前者(表9)。

表9 实验室实验与现场(临床)试验比较

比较项目	实验室实验	现场(临床)试验
实(试)验性质	人工	自然
可纯化性	+	−
可控性	+	−
可重复性	+	−

注:+表示高,−表示低

(一)实验阶段

实验通常需先后经由建方法、预实验阶段之后进入正式的常规实验。

1. 建方法与造模　建方法包括复制动物模型(造模)是进行正式实验前的第一步,是准备物质条件、建立主要实验技术和复制有关动物模型的阶段。通过这一阶段对该项研究课题的实验单位、实验因素和反应变量等课题三要素得到一个基本的了解;包括实验单位的变异及其反应变量的波动;实验因素的性质和水平的适宜程度;自然或人工动物模型的筛选或复制;以及实验者各项有关实验技术的训练或监测。例如,为了判断实验因素的水平高低或强度,并找到最合适的水平或强度,往往需对所用仪器参数进行标准化,作出校正曲线,对所选用的实验因素作出剂量-效应曲线或回收曲线,从而确定实验因素的适宜水平。

在达到实验单位的变异、实验因素的剂量——效应关系和反应变量的波动范围有所明确,有关的校正曲线、剂量-效应曲线、回收曲线已经建立,拟用动物模型已经成功复制,实验者对其所用的各种实验技术均已熟练而准确掌握的情况下,即可过渡到下一个预实验阶段。

又如,为了研究某种激素的中枢分布及其心血管效应需熟悉的主要技术,可包括侧脑室注射法、血流动力学参数测定法、离体血管张力测定法、细胞培养法、某种相应放射元素掺入法、免疫组化法、组织细胞 RNA 提取法,以及实时逆转录聚合酶链反应(RT-PCR)技术等。

2. 预实验　在成功完成建方法和造模的基础上转入预实验阶段。预实验实际是将课题三要素初步组合起来,为下一步的正式常规实验摸底,是一个具有"侦察"和探索作用的实验活动,其作用主要是通过小规模的短、平、快实验,对假说成立与否及其可能性的大小、实验工作量的大小、标本含量的多少、实验时间的长短作出估计,并对原有的实验方案与实验设计数据,及时地予以修正。做出是否可以进行大规模正式常规实验的决定。

(1)试点性预实验:用小量实验单位进行小规模试点,借以得到是否可铺开进行大规模实验室实验或现场(临床)试验的指征。

(2)观测性预实验:用小量实验单位观测少数反应变量对实验因素的反应,获取若干可资利用的数据,为正式实验是否采用或修改有关实验因素提供参考。

(3)筛选性预实验:在较多的实验单位上,使用最简单的实验因素和最方便简捷的反应变量筛选出适于进行正式实验的实验单位,如找出对疼痛、电击或噪声敏感的实验动物,为进行正式实验提供适宜的实验单位,如找出疼痛阈值低、有自发性高血压或自发性癫痫的人或动物,为研究痛与镇痛、高血压、癫痫选定受试人群或实验动物。

(4)决断性预实验:用相当强的实验因素作用于实验单位,观测少数最关键的反应变化是否符合研究假说,借以作出是否值得进一步进行大规模正式实验的决定。

例如"人造血",1966年研究人员为了证明一种能溶解氧和二氧化碳的氟碳化合物是否能代替自然血的功能,将大鼠连头带尾完全泡进这种化合物时,发现受试动物在这种液体中可以存活几个小时。这一"人造血"的决断性预实验为进一步开展"人造血"研究打下了坚实的基础。1967年发现这种液体加上某种蛋白质,可以变成乳剂。1968年进一步得到了一种全氟碳化合物,几乎能完全代替大鼠的自然血。1973年日本科学家往全氟萘烷中加入全氟三醇溶谷肮后,得到了不会密集积存于毛细血管内的稳定乳剂。1979年3月,一位制药公司经理,给自己输入了200ml该乳剂,成功地进行了这种"合成血"的人体预实验,当年12月这种合成血挽救了一位大出血、但不能接受他人血液的美国教会人士的生命。

预实验的主要思路是抓主要矛盾而较少考虑细节,其特点之一是小而粗,在小量实验对象上进行整体性观察,根据关键性反应变量的变化,定性地而主要不是定量地判定实验效果是否符合预定的研究假说。其特点之二即短而快,实验周期短,能在较短的时间内看到实验效果,及时为正式实验提供有关实验单位、实验因素和反应变量的主要数据,并为预定的实验方案提供补充和修改的依据。

3. 正式实验　在预实验的基础上,正式实验通常是事件在已知的条件下出现,尽可能消除各种无关因素的影响,从而能对事件进行长期而准确的观察,对实验因素与反应变量之间的因果关系作出准确的判断,明确回答研究假说是否符合大量可观察到的事实,发现迄今未知或未曾释明的事实。

正式实验通常是按照研究计划或标书,按部就班、一丝不苟、一板一眼地、客观地进行观察和记录,积累足够的实验数据,对研究假说作出肯定或否定的判断。

（1）实验开始前：受试动物和制备需处于安静无干扰状态。每次实验进行之前均应使受试对象有一段时间保持安静，使其从紧张兴奋的状态解放出来，安定下来，处于非应激的状态。

对于在体实验动物，有时需在实验前用数周乃至数月的时间，熟悉实验环境、实验者和准备让其接受的实验技术。实验大鼠实验前处于温度低于实验室室温的条件下，它的去甲肾上激素水平可比处于正常室温的大鼠高达1 000倍，会对实验观察带来很大的偏差。动物所处环境的亮/暗照明和喂饱程度，会影响动物肾上腺皮质激素的分泌规律，从而严重影响与昼夜节律性有关的实验结果。实验前切忌激惹受试动物，避免使其产生应激状态，否则其交感肾上腺髓质系统的应激反应将影响各种实验观察的结果。

对于离体的实验制备，实验进行前动物也同样需要安定、避免应激，甚至换液前如受到惊吓，有关制备或培养细胞的神经内分泌活动也会产生激动。

（2）实验进行中：实验动物或实验制备的生命活动和麻醉水平需予以监测以确保其处于健康的存活状态。通常监测的指标主要有心率、血压、体温、瞳孔和眨眼反射，以及呼出气中PCO_2的水平。实验动物在体实验过程中最基本的生命监测指标是体温、脉搏、心率等，通常借助自动体温计、心电图（ECG）描记和电动血压计进行监测。为了保持麻醉水平，除初始的麻醉外，实验过程中仍需静脉滴注适当剂量的麻醉剂。

为保持在体实验动物体温的恒定,除适宜的室温外,通常需用恒温毯包裹或用红外线辐射。通过调节人工呼吸的频率和程度,使动物的呼出气 PCO_2 保持在 3%~5% 的水平,避免碱血症或酸血症导致的实验偏差。酸血症可使动物心率过快或引起交感应激性反应,碱血症可压抑动物对电刺激引起的突触活动,并加强迷走活动。

对于离体实验制备的监测要求绝不逊于对在体实验动物的要求。在整个实验观察过程中,对实验制备的培养和灌注条件,如培养灌注液的离子成分、渗透压、pH、温度、 PO_2 、 PCO_2 ,以及灌注流速均须随时自动予以监测,以确保实验灌注制备在实验进行过程中处于恒定或稳定于正常的水平。

对于培养中细胞膜囊泡、细胞器等制备的生命状况的监测更需按照有关的专门要求进行,但重要的是实验人员要明白,在分离过程和匀浆程序中通常所应用的技术、玻璃质酸酶、尿素溶液等都会对实验观察产生明显的影响。

对于特定的离体制备尚需监测相应的特定指标。如监测离体肝是否处于健康的存活状态,需通过胆囊插管监测胆汁生成和分泌的速率,对离体脑需监测脑对刺激的反应。对于慢性离体制备实验,因实验周期长,更需注意监测在长时间实验观察过程中,有关制备是否保持正常的生长、分化,是否出现凋亡和坏死。

(3)实验结束后:急性实验动物观察结束后,须在足量的深度麻醉下,静脉注射空气处死,按规定处理尸体。

需持续长期观察的实验动物需予以良好的护理,并保持环境各因素的相对稳定。急、慢性实验后要及时地按"今日事今日毕"的原则,整理好原始实验记录,并定期地适当梳理出相应的加工记录,为分析实验趋势、估计实验发展提供依据。

(二) 实验观察

在正确操作的基础上,实验的主要手段是观察,在保证实验动物基本生命指征和疗效处于正常稳定的条件下,实验进行过程中的主要任务是对实验动物的反应变量进行仔细而周密的观察和测量。按 Bernard 的提法,实验观察有自发性和诱导性观察之分。

1. 诱导性观察 诱导性观察或主动的观察是按研究计划和研究假说设定的观察内容和指标进行的观测,主动积极地搜索预期的反应变量的变化及其特征。诱导性观察通常按预先制定好的程序,逐项逐步地进行观测,并及时详细地填入预先设计的记录表格。诱导性观察的内容、项目按课题设计和研究假说的不同,而有所不同。因此,诱导性观察是在研究假说范围内,全神贯注、目不转睛地聚焦于预先设定的观察目标。

2. 自发性观察 自发性观察或被动的观察,是不针对研究假说设定目标的反应变量的变化,被动地、漫不经心地利用眼睛余光,扫视研究假说设定目标之外的反应变量的变化,常需在设定的记录表格中预先留下记录空间,及时予以补记。

按 Bernard 的说法,自发性观察是在实验者把既定的研究假说和衣、帽一起存到衣帽间的情况下,超出预定目标的一种观察。这种自发性观察往往会得到极富新意的、意想不到的重要发现,是实验观察新发现的一种重要机遇来源。

3. 有效观察　实验观察中,既要重视有针对性的诱导性观察,也决不能忽视不局限于既定目标的自发性观察。如果仅仅只盯住或注意那些预期的目标,就有可能错过一些意料之外的变化,这些变化可能会令实验者感到不解,但却可能导致意外的新发现。

有效观察有赖于勤奋而机智地动眼、动手和动脑,并遵循以下三个原则:①努力培养善疑多思的思想方法,注意搜索和留心值得追踪的各种线索或细节。那种实验者只管实验设计,而把实验观察完全交给助手或辅助人员的做法是极不可取的。实验者必须努力培养自己的观察能力,并身体力行,才能通过观察发现新变化或新事物。②努力养成随时详细记录所有观察到的细节的习惯,不要盲目相信自己的记忆力,因为这种自信往往是靠不住的。③努力把感知和思维结合起来,对观察到的变化进行积极的思索。朱熹曾说,大疑则大悟、小疑则小悟、不疑则不悟。在观察中不能相信"眼见为真",因为眼睛后面常会出现非科学的主观臆测。有效观察指注意到某件事物并将它同某个已注意到的或已知的某个事物联系起来,并赋予其意义,因而观察既包括知觉因素,又包括思维因素,即观察不只限于看见什么事物,而且还包括思维过程。

善于进行有效观察是一种科学才能,有效观察能力的大小标志着实验者科研能力的高低。一个训练有素的实验者善于从纷乱如麻的变化中,迅速而准确地理顺头绪、抓住实质。知识来源于实验者对周围事物中相似和重现情况的注意。能否观察到什么新现象,取决于实验者观察素养的高低和观察时注意力集中的程度。实验者不仅经常错过似乎显而易见的事物,而且还常臆造出子无虚有的假象。歌德说过,我们见到的只是我们知道的,俗话说:"我们容易看到眼睛后面而不是眼睛前面的东西。"

英国有位教授在课堂上用手蘸糖尿病患者的尿尝味,并让学生也来照着尝味,结果学生都异口同声地回答尿味是甜的。这时教授指出:"如果你们看仔细了,就会注意到我伸进尿里的手指是拇指而我舔的是示指。"他说,我这样做是为了教育你们观察细节的重要性。虚假的观察有时来自错觉,如视觉的折射;有时源于感官的适应,如视而不见、嗅而不闻。

实验观察中只有注重培养那种专注事物的习惯和探究的态度,才能发展实验者的观察能力。科学工作者需要有意识地培养和发展这种观察的能力。实验观察中良好的观察习惯和态度比拥有大量的学术知识更为重要。有效观察还有赖于良好的基础。只有熟悉正常情况,才能注意到不寻常的或无从释明的现象,正确而及时地识别出值得注意的线索。

许多伟大的发现并非来源于广博的学识,而是凭借胆识和一种革命性的设想,凭借想象来认识其潜在的重大意义。Jenner 的发现就是一个典型例证。

我国在公元 10 世纪即有给儿童接种天花痘浆的习俗,这种方法 18 世纪中叶才传入英国。Jenner 出生时,已被采用,但不普遍。Jenner 13 岁开始学徒时,注意到感染过牛痘的人对天花免疫。当时大多数医师也都熟知这一事实,但未认真对待。Jenner 18 岁后回到乡村行医曾想尝试这种接种,38 岁时他给结婚后生下的儿子种了猪痘,并证明他的儿子对天花免疫。他据以写出的有关论文却被退了回来。1796 年 Jenner 47 岁时又成功地给许多儿童接种牛痘,1798 年他出版的著名《接种牛痘的原因和效果调查》,报道了 23 例成功接种的病例。

(三)机遇与追求

科学研究或实验观察的目的在于发现和发明。科学发现与发明主要基于新理论、新技术和新仪器的出现。在科学发现中"有意栽花花不发,无心插柳柳成荫"和"踏破铁鞋无觅处,得来全不费工夫"的事例为数颇多。诺贝尔生理学或医学奖获得者 Loewi 曾将科学发现粗分为三种类型:靠机遇、靠意向和靠灵感或想象而得到的发现。许多重大的新发现源于偶然的机遇。Erlish 随手将涂有细菌的玻片放在未烧火的火炉上,第 2 天早晨女仆引火取暖,涂片因受热而加速了细菌的染色。Fleming 用过的葡萄球菌培养皿中,偶然污染了真菌,真菌周围的细菌生长被明显抑制,从而发现了青霉素。Ringer 用生理盐水做离体蛙心灌流,心搏一般只能维持几小时,但有一次竟然持续搏动了十几小时,经检查是由于助手误用了自来水,因自来水中存在的其他钙、钾等离子成分而导致。Minkowski 的助手看到切除胰腺犬的尿会吸引苍蝇,经分析发现其尿中有糖,成为后来提取胰岛素的起因。一个助手的失误和另一个助手的细心分别是青霉素和胰岛素的发现,以及抗生素治疗与糖尿病治疗的应用最原始的起因。Galvani 用青蛙做实验时,把青蛙被铜线拴着的一条腿用绳子吊在一根铁杆上,当这条腿被风吹着碰到铁杆时,发生收缩,从而发现了生物电,成为后来心电图机和脑电图机的研制及应用的原初发现。

化学家 Wochler 从事可卡因生物碱的提取工作,一次尝可卡因时感到舌头麻木,几乎失去感觉,但没有意识到这个观察在医学上的重要性。大约过了 20 年后,von Anrep 在自己身上注射 1.4% 的可卡因溶液,注射局部即失去知觉;在舌尖涂上相同浓度的可卡因溶液,舌尖也失去味觉,他因而推荐将可卡因作为局部止痛剂,但未得到反应。时年 26 岁的眼科医师 Koller,1884 年偶然听到可卡因的麻醉作用,立即用眼睑闭合不全(兔眼)进行实验,证明眼睑闭合不全滴过可卡因后再行手术,兔子毫无痛反应。他将可卡因滴入自己和同学眼内,都无例外地收到结膜和角膜完全麻醉的效果,并在一次学术会议上,当众表演成功。从此可卡因被确认为外科手术的一种局部麻醉药而载入史册。

也许可以不无夸张地说,相当大的一部分医学领域中的新发现,特别是那些最重要和最寻常的发现,都是意外得到的或者至少含有机遇的成分。对于确实开辟了新领域的发现,人们是很难预见到的,因为这类发现往往不符合当时广为流行的观点和思潮,以致许多新发现的发现者,常常带有几分歉意地说:"我是偶然碰上的。"

人们认识到机遇在科学发现中的作用,就应对此加以重视和利用。人们无法有意识地去制造这种令人捉摸不定的机遇,但可以提高警觉性,做好捕捉的准备。一旦机遇出现,就认定、抓住它不放。新发现往往是通过对最微小的线索的注意而得到的,那种要求有令人信服的证明的思想方法,应在新发现的求证阶段去发挥。得到新发现所需要的思想方法不同于求证所需要的思想方法,因为发现和求证是两个不同的过程。

实验者不要把全部心思都一股脑儿地放在研究假说上,以致错过或忽视与该假说也许完全无关的新事物。Bernard 因此主张,尽管假说在实验布置中十分重要,但是一旦开始实验,实验者就应忘掉他的假说,或者把它留在衣帽间而不把它带到实验室去。Bernard 甚至认为,过于喜爱自己假说的人不适于做出新发现。"留心意外事"应是实验者的座右铭。一些简单貌似容易的观察却能导致伟大而深刻的发现。

如上所说,有些发现有时来自助手或仆人的视觉,但实验者只有多实践、多观察才能有较多的发现机会。成功的实验者是长期从事实际工作的人员。如果他们不把自己的活动局限于传统的步骤,而是注意去尝试新奇的步骤,他们遭遇到"幸运事故"的可能性就大得多。

有时机遇带给人们的线索十分明显,但有时却只是微不足道的。只有很有造诣及鉴赏力的实验者时刻准备着去捕捉和追逐新的线索,才能看到那些微不足道的小事后面的意义所在。当人们头脑中充斥着一大堆有关但却无紧密联系的数据,以及一大堆模糊概念的时候,一件小事就有可能帮助形成一个个独立而清楚的概念,并把它们有机地联系在一起。正是由于多年工作的积累和沉淀而成的大脑的内容,才使得胜利的瞬间得以出现,即"机遇只光顾有准备的思想"。

任何一个思维敏锐的实验者,在研究实践中都会遇到许许多多有趣的、值得深入挖掘的附带问题。但对这些有趣的问题都进行深入探讨,至少在体力上是不可能的。其实这些有趣的问题,大部分不值得继续研究下去,少部分会有些成效,偶尔会出现百年难遇的良机。如何识别有希望的线索是一个研究者研究艺术和素质的精华所在。

具有独立思考力,并能注重线索本身的价值而不是追随主宰当时的思潮去判断佐证的实验者,最有可能认识某种确有新意的线索的潜在意义。这样的实验者也需要有丰富的想象力和广博的知识,用以解析线索的含义和前景。一个有独立见地的实验者不会仅仅因为别人已经考虑过或者已经做过而未获成果,就不假思索地予以放弃。很多具有经典意义的发现都曾被人这样放弃过,但直到适有其人才得到真正的发展。Jenner 不是第 1 个种牛痘预防天花的人,Harvey 不是第 1 个提出血液循环假说的人,Darwin 不是第 1 个提出进化论的人,Columbus 不是第 1 个到达美洲的欧洲人,Pasteur 不是第 1 个提出细菌学说的人,Lister 不是第 1 个使用消毒液的人。

但是正是这些人,充分坚持和发展了有关的研究设想,并迫使社会勉勉强强地接受了他们。促进新设想成功的不仅仅是新设想本身。完全独创的设想实际是很少的。人们在深入研究某一设想的起源之后,往往会发现新设想在先前已被提出来过,或是有人提出过与之类似的设想。这些先前提出某种设想但未予以深入研究的人可以称之为"设想的先驱"。

成功实验的一个基本条件是能够再现,但医学的实验研究常常很难达到。在已知因素没有变动的情况下,如实验结果有所不同,往往提示存在着某种或某些未被认识的因素在起作用。这是一种值得欢迎并引起注意的情况,为了找到这种或这些影响实验结果的可能因素,有可能导致某种新的有趣的发现,于是,坏事变成了好事,人们可以说:"正是实验出毛病的时候,我们得出了成果。"当然,人们首先必须搞清楚,是否真的出了错误或毛病。

五、分析

　　科学分析是近代自然科学获得巨大进展的基本条件。现代自然科学的科学分析得到巨大的发展,在形式和内容上都引起了深刻的变化,它不仅仅分解出事物的不同方面,而且进一步找出事物的本质和内容。科学分析在我们认识客观事物的过程中,是一个重要的环节,是人们在认识自然界方面获得巨大进展的基本条件。不同的科学研究有不同的对象,不同的对象又有不同的矛盾,因而也有不同的分析方法。适用于各门学科的基本分析方法大体有定性分析法、定量分析法、因果分析法、结构分析法、比较分析法、分类分析法、数学分析法,等等。它们在科学认识和科学研究中起着巨大的作用。

　　人们运用结构分析法,从事物不同质的规定中,提出了数学中的几何结构,物理学中的物质结构,化学中的分子结构,生物学中的细胞结构,工程技术中的建筑结构、机械结构等。人们运用比较分析法,分析事物的相同点和相异点,不仅可以从空间上区分和确定不同的事物,而且可以从时间上追溯和确定事物发展的历史过程,弄清事物发展的来龙去脉。恒星自转的发现,海王星、冥王星的发现,光谱分析的发现以及地质渐变论、生物进化论的创立,都主要是运用比较分析法的结果。20世纪以来,随着分子生物学的发展,人们对生物大分子蛋白质、核酸的化学结构进行了比较,发现生物体内在氨基酸的排列顺序上有差异的位置数目和生物物种之间的亲缘关系有密切的联系。生物体之间的亲缘关系愈近,共分子结构上有差异的位置数目就愈少,反之就愈多,这种科学分析比较,为生物进化论提供了新的论据。分类法是与比较法相联系的一种逻辑力法,都属于分析方法的类型。人们根据对象的共同点和差异点,把它们区分为不同的种类,按照它们的本质属性或重要特征,分门别类,编组排队,从千差万别的事物中揭示它们之间的相互关系。这是人类认识自然界,进行科学研究的一种基本分析方法,从事物的现象深入到事物的本质。

在自然科学中,无论是观察实验,还是理论研究都需要对已获得的科学数据进行科学分析,对通过实验获得的实验数据要进行去伪存真、去粗取精的整理分析,由经验事实升华为理性认识,揭示出客观真理或规律。医学实验研究分析总结阶段通常依次进行数据处理、统计分析和专业分析。

(一) 数据处理

通过实验观察所获取并积累的原始数据,在总结时需首先进行数据整理与统计处理,始能将其中所蕴涵的有关反应变量的规律性信息充分地提取出来,使经验事实成为客观事实。

1. 数据类型

（1）计量数据：按测量所记录数值大小予以排列的计量数据，包括年龄（岁）、身高（cm）、体重（kg）、体温（℃）、血压（mmHg）等连续性计量资料，以及脉搏（次／min）、白细胞数（个／L）、血糖（mmol/L）等非连续性计量数据。

（2）计数数据：按变量的某一品质或属性予以分类并计数的数据，如男女、血型（ABO）、生与死、有效与无效、阳性与阴性等有质的区别而无量的不同。

（3）等级数据：介于计量与计数数据之间的半定量数据，有计数数据属性，又有其计量数据的连续性质，如化验结果−、±、+，病情的轻、中、重等不确切量。

（4）描述性资料：反应变量的形态学所见、照片、曲线、图像，以及行为反应等资料，借图像和文字予以显示或描述的资料，亦可采用灰度显示等技术，使其成为半定量数据。

2. 数据取值　实验处理前后的数据变化，可以有如下四种取值方式（表10）。计量数据最好取绝对值，在统计学上最受欢迎，假象少（图16）。

（1）终值：仅取处理后的变化值（a），指标清晰而直接，亦可与另组比较，但没有考虑始值（b）的异同及其对终值的影响。

（2）差值：取终值（a）与始值（b）的差值（$a-b$），但仍难以排除不同组不同始值对终值的影响，而同一差值如10，可来自不同的终、始值（如50−40或15−5）。

（3）比值：看来是最好的取值方式，以终值相对始值的变化（a/b）或百分变化（$a/b×100\%$）来表示终值的变化程度,但如终值变化与始值不成正比关系,也不一定合适,如表 10 所示,并非始值越大,变化也越大。

表 10　数据取值举例

始值(b)	终值(a)	$a-b$	$(a-b)/b \times 100\%$	$a/b \times 100\%$
72	61	−11	−15%	−85%
85	52	−33	−39%	−61%
94	71	−23	−24%	−76%

一般如将平均终值化成平均始值的百分比,则能简化手续,在理论上也讲得通,不考虑各原始值是否参差不齐(表 11)。

表 11　将平均终值化成平均始值的百分比

$\bar{b}$	$\bar{a}$	$\bar{a}-\bar{b}$	$(\bar{a}-\bar{b})/\bar{b} \times 100\%$	$\bar{a}/\bar{b} \times 100\%$
86.3	44.5	−41.8	−48.4%	−51.6%

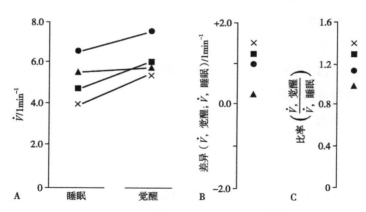

图 16　64 名受试者觉醒与睡眠时通气量值($\dot{V}$)的表示法

A. 绝对值;B. 差值;C. 比值

(4)协方差分析:协方差分析可求出终值与始值的变化关系,并予以校正,是处理终、始值关系的最理想方法。

3. 有效数字

(1)有效数字认定:在测量与数据处理过程中,需确定该用几位数字来代表测量或计算的结果,不能以为小数点后保留的数字或保留位数愈多,该数值的准确值就愈大。小数点的位置仅仅与所采用的单位的大小有关,体积为21.3ml 的表示方法与 0.021 3L 的表示方法比较,两者准确性实际完全等同。由于仪器和我们感官的限制,测量中只能达到一定的准确性,因此,无论写出多少位数均不可能把准确性增加到超过测量所能允许的范围。当然,表示一个数字书写的位数太少,低于测量所能达到的准确性,也是不正确的。

正确的表示方法,是应当写出这样多的位数,其中除末位数字为不确定或估测外,其余各个位数的数字均是准确可测量的。一般除特别规定外,末位估测数字上下可有一个单位的误差,或其下一位的误差不超过±5 个单位。

测量所得数据中的有效数字,指该数字在一个数量中所代表的大小,如滴定管读数为 32.47,其含义为十位数上为 3,个位数上为 2,十分位上为 4,百分位上为 7。从滴定管刻度看,不可能读到千分位,因刻度只刻到 1/10,因而百分位上的数字已属估计值,可能有上下一个单位的出入。

数字 0,可以是有效数字,也可以不是有效数字,在滴定管读数 30.05ml,以及天平称量 1.201 0g 中的 0 均是有效数字,而长度为 0.003 20m 中的前 3 个 0 均属非有效数字,只与所取的单位有关,而与测量的精确性无关,若改用 mm 为单位,则这 3 个 0 均消失,而变为 3.20mm,故有效数字实际为 3。又如 1 200m 中的 0 是否是有效数字有时很难说,因此最好用指数,以 10 的方次前的数字代表有效数字,写为 $1.2 \times 10^4 m$,前 2 位数字为有效数字,如写为 $1.20 \times 10^4 m$,则有效数字为 3 位。

(2)有效数字运算:在数字处理过程中,常需要运算一些精确性不相等的数值。为节省时间和避免过于烦琐的运算,可参照下述基本原则:

1) 记录测量数值时,只保留一位可疑数字。

2)除非另有规定,一般可疑数字表示末位上有 ±1 个单位,或下一位上已有 ±5 个单位的误差。

3) 当有效数字确定后,其余数字按四舍五入:末位有效数字后的第一位数字如 ≥5,则进 1,<5 则舍去;如 = 5,而前一位为奇数时则前一位加 1,如其前一位为偶数,则舍去不计,如 27.024 9 取 4 位有效数字时为 27.02,取 5 位有效数字时为 27.025;如将 27.025 与 27.035 取为 4 位有效数字时,则分别为 27.02 和 27.04。

4)加减运算时,各数所保留的小数点后位数需与各数中小数点后位数最少的相同,如 13.65+0.008 2+1.632 时应为 13.65+0.01+1.63 = 15.29。

5)乘除运算时,各数所保留的位数以有效数字最少的为标准,所得的积或商的精确性不应大于精确性最小的数值。如 0.012 1× 25.64 ×1.057 82 中,应按 0.012 1×25.6× 1.06 = 0.328 计算。

6)计算均值时,如为 4 个数或多于 4 个数相平均,则均值的有效数字位数可增加 1 位。

4. 可疑数据的取舍　在整理数据过程中,如发现过大或过小的可疑数据,需根据医学常识或逻辑判断予以取舍,特别是用下述方法有根据地予以取舍,而不能想当然。

(1)过大值与次大值之间或过小值与次小值之间,如相隔 3 个组数以上者,可舍。

(2)不包括可疑值在内的均值($\bar{x}$)与可疑值(xd)之间的差值,以不包括 xd 在内的标准差(S)衡量时,如大于 4 个 S 或 1/6 极差时,xd 可舍,即(式22):

$$\frac{|xd-\bar{x}|}{S} \geqslant 4 \ (1/6R) \qquad (式22)$$

(3)用极差衡量可疑值(xd)与包括可疑值在内的均值之间差值,求出 ti,查 ti 表,如(式23):

$$ti = \frac{|xd-\bar{x}|}{R} \geqslant t_{0.05,n} 时,xd 可舍 \qquad (式23)$$

(4)用包括 xd 在内计算出的 S 衡量 $|xd-\bar{x}|$ 差值(Smirnov 法),求 Ti,查 Ti 表,如(式24):

$$Ti = \frac{|xd-\bar{x}|}{S} \geqslant T_{0.05,n} 时,xd 可舍 \qquad (式24)$$

5. 数据与变量变换

(1)数据变换:有的数据需变换以单位时间、空间或重量来表述,如单位组织湿重(100g,wet)、单位体重(kg)、单位表面积(cm^2)、单位时间(min)等的度量,借以表达不同含义。如单位组织湿重的 DNA(DNA/g,wet tissue)和单位 DNA 的蛋白质(蛋白质/μg DNA)可分别表示增生和肥大。

心率(次/min)、刺激频率(C/s)或放电频率(C/s)可分别以其倒数(1/心率、1/频率)表示心率间期、刺激间期或放电间期。神经冲动的传导速度受温度影响,温度每升高10℃,传导速度增快1.6倍,对有关观测值需作温度校正。

许多医学数据,虽不符合正态分布,但用 t 或 F 检验的风险不算太大。但是其中的时间指标,如反应潜伏期、血凝时间、存活时间等实为偏态分布。在处理后指标缩短的程度可达一极限;处理后指标延长,在理论上可达无限,易对反应估计偏高,容易出现"显著"变化的虚假延长。为此,在时间指标测定中,通常需对其延长做出限定,并做 log 变换或取其倒数。

(2)变量变换:为使一些波松分布或二项分布满足正态分布和达到方差齐同,以及作图时使曲线直线化,需对有关变量进行变换。

(3)对数变换:对一些偏态分布变量(x)可取对数,得出新值(x'),即 $x'=\log(x)$(图 17)。

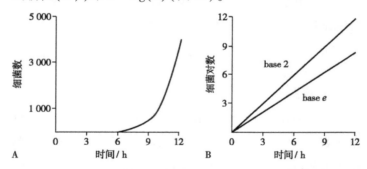

图 17　指数曲线向 2 或 e 为底的对数曲线的转换

细菌数(A)和细菌数对数(B)与时间的关系;单个细菌以 h 为单位繁殖为菌群

（4）平方根变换：新值 $x' = \sqrt{x}$，效果同对数变换，但不常采用。

（5）秩次变换：将观察值 x 从小到大排秩，以最小值为 1，其余各值依次为 $2, 3, \cdots n$。

（6）反正弦变换：按 $x' = \sin^{-1}\sqrt{\dfrac{x}{n}}$ 或 $x' = \arcsin\sqrt{\dfrac{x}{n}}$ 变换原观察值。

（7）Logit 变换：为分析剂量-效应关系，或处理波松分布变量，可对 $p/(1-p)$ 取自然对数即 $\ln[p/1-p]$ 或 $\dfrac{1}{2}\ln$ $[p/1-p]$，如绘制抗血清滴定曲线，x 轴取抗血清稀释度倒数的对数，y 轴取标记蛋白结合率（%），可将结合率进行 logit 变换，使其直线化。

（8）取倒数：如对酶促反应速度（v）与作用物（S）浓度 $[S]$ 关系的米氏方程，均取其倒数 $\dfrac{1}{v}$，$\dfrac{1}{[S]}$，则可由原来的方程 $v = \dfrac{v[S]}{K_m + [S]}$ 变换为方程 $\dfrac{1}{v} = \dfrac{K_m}{v} \cdot \dfrac{1}{[S]} + \dfrac{1}{v}$，原矩形双曲线图形即变换为线形（图18），极便于研究和分析的进行。

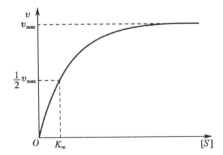

图18　酶促反应速度（v）与作用物（S）浓度（$[S]$）的关系

在底物浓度很低时,反应速度随底物浓度的增加而迅速增加,两者成正比关系。进一步增加底物浓度时,反应速度的增加逐渐减慢,两者不成正比,若此时再增加底物浓度,反应速度不再增加,趋向于达到反应速度的极限值即最大速度(v_{max})。

6. 数据表示　核实、校正或变换后的实验数据可用列表、图解和方程等三种方式予以表示。

(1)列表表示:通常测定值至少包括两个变量,一个为自变量,另一个为因变量。列表时将数据的自变量和因变量的各个数据依一定顺序和形式一一对应地列于表中。

表的形式通常有定性式、统计式和函数式,但均应采用不加竖格的三线表(表12),表上写明表号、表题,表下写出有关注解、统计符号及其含义。

表 12　列表的形式与内容

(表头)纵标目(谓语)
(表身) 横表目(主语)

(表注)

1)列表规则:表中的横标目和纵标目分别相当于文法上的主、谓语,或分别相当于自变量与因变量,其位置必须摆对,不容颠倒,数值的写法须整齐划一,并遵守以下规则:A. 数据为零时记为"0",空缺时记为"–"。

B. 同一竖行的数值中,小数点应上、下对齐。

C. 当表中数位过于大或过于小时,应以"10^{+n}"或"10^{-n}"(n 为整数)表示。

110

D. 如有效数字位数相同,但各数值之间的变化为数量级变化时,宜用 10 的方次表示,较为方便。

E. 列表时,相当于自变量 x 常取整数,按增加或减少依次排列,相邻两数值之间距 Δx 宜适度,Δx 过大则使用时内插会过多,如 Δx 过小则表太繁杂或太大。

F. 表中所有数值的有效数字位数应取舍适当。一般假定自变量 x 没有误差,因变量 y 的位数取决于该数值本身的精确性。

2)列表优点:列表表示的优点主要为①简单易行,不需特殊的图纸和仪器;②数据便于参考和比较;③形式紧凑;④同一表内可同时表示几个变量的变化而不混淆;⑤如表中的 x 和 y 之间存在 $y=f(x)$ 的函数关系,即使不知道函数的形式,亦可对 $f(x)$ 求微分或积分。

(2)图解表示:实验数据的图解表示,主要是根据笛卡尔解析几何原理,用几何图形(如长度、面积、体积等)简明直观地表示数据的分布与变化规律。

1)不同数目变量的图形

A. 单个变量的图形:如变量只有 1 个,可用块图、柱图、面积、条图、线图和拼图等图形表示。

B. 两个变量的图形:如变量为 2 个,可用箭头图、笛卡尔坐标、频数图、直方图和散点图等表示变量之间的变化关系。

C. 三个变量的图形:如果变量为 3 个,可用图 19 的二维图表示 x、y、z 3 个变量之间的关系。

2)数据作图的步骤

A. 选择图纸:如直角坐标、三角坐标、半对数坐标、双

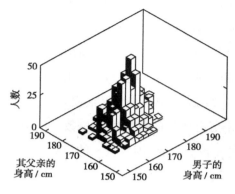

图19 立体直方图

928个男子及其父亲的身高。男子及父亲的身高画在平面上,
观察的具体身高值的人数画在垂面上

对数坐标的图纸。

　　B. 坐标分度：x轴永远代表自变量,y轴永远代表因变量,x轴的分度宜为整数;坐标分度值可从零起,亦可从低于最低值的某一整数作起点,高于最高值的一个整数作终点,并使图形占满全幅坐标纸。

　　C. 直线：为曲线中最易作的线,用起来也最方便,宜通过如前所述的变换,使图形尽可能成为一直线,可用以 x 与 y、$\log x$ 与 $\log y$、x^n 与 y($n=1,2,3\cdots\cdots$)、$x^{\frac{1}{n}}$ 与 y(n 通常最大为3),以及 x 与 $1/y$ 或 $1/x$ 与 $1/y$ 6 种形式作图。

　　D. 分度值大小的选择：以使所得曲线的斜率尽可能为1,各点与曲线的偏差可表现得明显。

　　E. 根据数据描点：简单的做法只需把各数据点画到坐标纸上,复杂的做法,可将 x、y 有关数据的两倍标准误差分别作为矩形的边长,矩形的中心为均值。

F. 根据图上各点做曲线:最好是将各点之间用直线连接,曲线走行应尽量与所有各点相接近,最后的曲线宜为一条光滑的连续曲线。

G. 其他:在图下方写出题号、图题和有关图注。

(3)方程表示:在数据用列表和图形表示的基础上,如有条件可进一步用方程或经验公式予以表示,既精练又能体现实验数据简洁明快的数学美,但非易事。

1)方程类型:一般依图形获取如下的经验或方程(图20)。

A. 一次(直线)型($y=a+bx$):如成年妇女的血压 BP = 1.4A+64(A 为年龄)或 $BP_f=81.21+0.99A(26 \leqslant A \leqslant 65)$,成年男性为 $BP_m=92.04+0.8A(21 \leqslant A \leqslant 65)$。

B. 二次(抛物线)型($y=ax^2+bx+c$):如胎儿身高(y)与胎儿月龄 x 的关系为 $y=2.30+9.0x+12.8x^2$;儿童智能(y)与年龄(x)的关系为 $y=-2.44x^2+31.26x-8.98(4 \leqslant x \leqslant 7)$。

C. 双曲线函数型($y=\dfrac{k}{x}+b$ 或 $\dfrac{1}{y}=a+kx$):如生理学中的强度-时间曲线:$i=\dfrac{a}{t}+b$。

D. 幂函数型($y=kx^n$):如体表面积(S)与体重(W)之间的关系为 $S=0.103w^{\frac{2}{3}}$;感觉神经纤维的放电频率与刺激强度的关系一般相当于 $y=kx^n$。

E. 指数函数型($y=ka^x$):如消毒处理后残存的芽胞数(N)与原有芽胞数(N_0)的关系为 $N=N_0e^{-kt}$。

F. 对数函数型($y=k\log a^x$):剂量-效应关系曲线的方

程通常按此方程表示。

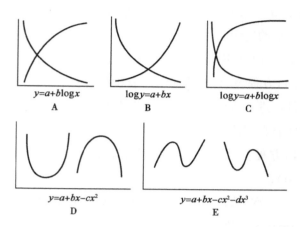

图20　指数、对数曲线(A、B、C)与抛物线(D、E)的回归方程

G. 三角(周期)函数型[$y=\sin x$, $y=a\cos x+b\sin x$, $y=e^{\lambda x}$ ($a\cos x+b\sin x$)]: 如婴儿出生时刻分布中出生数的平方根 (y)与一昼夜 24 小时(t)的关系为 $y=15.80+1.168\sin$ (0.26t+0.09)($y=\sqrt{出生数}$)。

2)方程表示步骤

A. 列出函数表。

B. 描点与连接各点成曲线。

C. 对点选型,与典型曲线拟合。

D. 确立方程中的常数。

E. 如可能,使曲线直线化。

如幂函数方程 $y=kx^n$,两边取对数 $\log y=\log k+n\log x$,并在 log-log 坐标纸上作图;指数方程 $y=ka^x$ 两边取对数 $\log y=\log k+x\log a$,在半对数坐标纸上按 $y=b+ax$ 作图,y 轴取对数;

对数函数 $y=k\log a^x+b$，设 $x=\log a^x$，则 $y=kx+b$，在 x 轴为对数的双对数坐标纸上呈直线（图 21）。

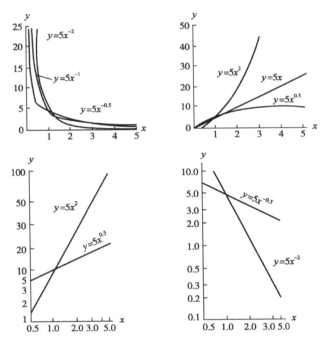

图 21　幂函数方程的曲线（上）及在双对数坐标上的直线化（下）

（二）统计分析

统计分析的作用在于说明数据的一般特征，比较数据之间的差值，以及判断变量之间的因果或相关关系。随着统计软件包的广泛应用，在建立数据文件的基础上，实验数据的统计处理，似乎可以"轻而易举"地获得高速、高效和高精度的统计结果。但是人们仍需对统计原理有所了解;否则,难以正确地选择程序模块和解释统计结果。因此,本部分拟在简要复习有关数据分布态性、方差齐性和假设检验的基础上,简要地重温参数与非参数检验,以及相关回归分析。

1. 分布状态检验 由于参数检验必须服从正态分布,需了解实验数据是否属于正态分布或能否变换为正态分布,可由简到繁地做如下检验。

(1)样本含量:根据中心极限原理,任何非正态分布的数据,一旦其数量达到≥30以上时,即近似于正态分布。

(2)变异系数:当以均值衡量标准差或极差($\frac{s}{x} \times 100$ 或 $\frac{1}{4-6} R / \bar{x} \times 100$)≥12%时,多为偏态分布。

(3)偏度:按偏度=(均值−众数)/标准差测算,数值越小越接近正态分布。

(4)概率图:将数据画在横轴为测量单位,纵轴为按正态分布估计出的对应概率值的图纸上,正态分布成一直线,直线斜率的高和低可分别反映标准差的大和小。如变异系数大于12%时,可用横轴为对数尺度或原值对数作图。

(5)百分位点图:在算术概率图上,正态分布的数据的累积频率呈S形或近似一条直线。

(6)矩法:根据三阶矩和四阶矩的数学原理,正态分布具有对称和正态峰的特征,前者用偏度系数说明,对称的正常分布为0,>0为正偏态,<0为负偏态;峰度系数说明数据分布的集中程度,正态峰为0,<0为尖峰,>0为平阔峰,二项分布为双峰。

(7)D 检验:将实验数据各观测值(x_i)由小到大依次排序,编秩、秩次为顺序号,计算 D(式25、式26):

$$D = \frac{\sum\limits_{i=1}^{n}\left[i-\frac{1}{2}(n+1)\right]x_i}{\sqrt{n^3\left[\sum x_i^2-\left(\sum x_i^2/n\right)\right]}}\qquad(式25)$$

$$D = \frac{\sum fx\,\overline{T}-\dfrac{\sum f+1}{2}\left(\sum fx\right)}{\sqrt{\left(\sum f\right)^3\left[\sum fx^2-\left(\sum fx^2/\sum f\right)\right]}}\qquad(式26)$$

式中:$n=\sum f$=总例数,f=对应的各组频数,x=对应的各组组中值,$\overline{T}$=对应的各组平均秩次,fx^2=各组频数乘以该组组中值的平方,$fx\,\overline{T}$=各组频数组中值与平均秩次之和。

查 D 界值表,正常分布的统计量>0.2。

(8)Kolmogorov 检验:用散点距离概率图中对角线的最大距离检验数据分布是否正态,实际相当于概率图的显著性检验,$P>0.05$ 为正态分布。

2. 方差齐性检验 同分布的正态性一样,包括两个和多个方差的齐同性也是进行 t 或 F 等参数检验的前提。

(1)两个方差齐性检验

1)设 $H_0:S_1^2=S_2^2$,$H_\alpha:S_1^2\neq S_2^2$

2)求 S_1^2 和 S_2^2(式27):S_1^2 或 $S_2^2=\dfrac{\sum x^2-\dfrac{\left(\sum x\right)^2}{n}}{n-1}$ (式27)

3)求 F 值:$F=\dfrac{S_1^2}{S_2^2}$,$S_1^2>S_2^2$

4）查 F 表：自由度 $=n-1$，$F<F_{\alpha}$，即 $P>0.05$ 接受 H_0，拒绝 H_{α}，方差满足齐性条件；$F>F_{\alpha}$，即 $P<0.05$ 拒绝 H_0，接受 H_{α}，方差不满足齐性条件。

（2）多个方差齐性检验（Bartlett 检验）

1）设 $H_0:S_1^2=S_2^2=\cdots\cdots S_n^2$，$H_{\alpha}:S_1^2\neq S_2^2\cdots\cdots S_n^2$

2）见式 28，求 $\overline{S}^2$：$\overline{S}^2=\dfrac{\sum(n_1-1)S_1^2}{\sum(n_1-1)}$ （式 28）

$$C=1+\frac{1}{3(m+1)}\left[\sum\frac{1}{(n_1-1)}-\frac{1}{\sum(n_1-1)}\right]$$

3）求 x^2 值（式 29）：$x^2=\dfrac{2.3026}{C}-\left[\log\overline{S}^2(n_1-1)-\sum(n_1-1)\log S_1^2\right]$ （式 29）

4）查 x^2 值表：自由度 $=m-1$，$x^2<x_{\alpha}^2$，接受 H_0，满足方差齐性；$x^2>x_{\alpha}^2$，拒绝 H_0，接受 H_{α}，不满足方差齐性。

3. 假设检验　统计分析的一般步骤为：确定无效假设（H_0）和备择假设（H_{α}）；确定单边或双边检验；确定显著性水平（α）和把握度（$1-\beta$），然后按选定的参数或非参数方法进行分析。

（1）无效假设（H_0）：假设两个或多个总体相等。如：

数据分布：$P_{\alpha}=P_b$ 或 $P_{\alpha}-P_b=0$。

方差齐性 $S_1^2=S_2^2$ 或 $S_1^2-S_2^2=0$；$S_1^2=S_2^2\cdots\cdots S_m^2=0$，或 $S_1^2-S_2^2-S_m^2=0$。

t 检验：$\mu_{\alpha}=\mu_b$ 或 $\mu_{\alpha}-\mu_b=0$，$\overline{x}a=\overline{x}b$ 或 $\overline{x}a-\overline{x}b=0$。

F 检验：$Group_a=Group_b=Group_m$ 或 $G_a-G_b-G_m=0$ $Treat_a=Treat_b=Treat_m$ 或 $T_a-T_b-T_m=0$。

非参数检验：中位数 $M_a = M_b$ 或 $M_a - M_b = 0$。

相关与回归：$r_p = 0$，$b_p = 0$。

（2）备择假设（H_a）：假设两个或多个总体之间不相等或差异大到需寻求两者之一的另一假设，并据以做出单边或双边检验的判断。如：

双边	单边
$P_\alpha \neq P_b$	$P_\alpha > P_b$ 或 $P_\alpha < P_b$
$\mu_\alpha \neq \mu_b$	$\mu_\alpha > \mu_b$ 或 $\mu_\alpha < \mu_b$
$M_1 \neq M_2$	$M_1 > M_2$ 或 $M_1 < M_2$
$r_p \neq 0$	
$b_p \neq 0$	

单边检验的 $t_{0.05}$ 和 $t_{0.25}$ 分别相当于双边检验 $t_{0.1}$ 和 $t_{0.5}$，单边较双边检验敏感。

（3）显著性水平：t_α 通常为 0.05 或 0.01。当显著性水平为 0.05 时，Ⅰ 或 α 类错误的发生机会不会超过 5%；如定为 0.01，Ⅰ 或 α 类错误降至 1%，但会增加 Ⅱ 类或 β 类错误的发生率。由于医学的误差较大，$P < 0.01$ 的结果较为少见。显著性水平过高或过低分别有冒 Ⅱ 类或 β 类假阴性错误或 Ⅰ（α）类假阳性错误的风险（表 13）。

表 13　实际 H_0 与统计显著性的关系

项目	H_0 真	H_0 假
统计不显著 （不拒绝 H_0）	结论正确	Ⅱ 类或 β 类错误 （假阳性）
统计显著 （拒绝 H_0）	Ⅰ 或 α 类错误 （假阳性）	结论正确

Ⅰ类或 α 类错误在于其拒绝了真实存在的 H_0；Ⅱ类或 β 类错误在于不拒绝实际是错误的 H_0。

（4）把握度：医学实验成功的把握度一般为 70%~80%。

4. 参数检验　在态性、方差齐性和假设检验的基础上，根据数据类型与分布、变量和样本数量选择适宜的参数或非参数检验。

（1）t（U，t'）检验

1）变量 1 个，样本数 1 个：应给出的统计量为总体均数 μ，样本均数 $\bar{x}$。样本均数的标准误差 $S_{\bar{x}}$，应用 $\bar{x}$ 与 μ 比较 t 检验（式30）。

$$t = \frac{|\bar{x} - \mu|}{S_{\bar{x}}}, df = n-1 \qquad （式30）$$

2）变量 1 个，样本数 2 个且配对：需给出的统计量为两样本差值的均数 $\bar{d}$ 和差值均数的标准误 $S_{\bar{d}}$，采用配对 t 检验（式31）。

$$t = \frac{|\bar{d} - 0|}{S_{\bar{d}}}, df = n-1 \qquad （式31）$$

3）变量 1 个，样本数 2 个，不配对：应给出样本 1 的均数 $\bar{x}_1$，样本 2 的均数 $\bar{x}_2$，两样本均数差值的标准误 $S_{\bar{x}_1-\bar{x}_2}$ 等统计量，进行成组比较 t 检验（式32）。

$$t = \frac{|\bar{x}_1 - \bar{x}_2|}{S_{\bar{x}_1-\bar{x}_2}} = \frac{|\bar{x}_1 - \bar{x}_2|}{\sqrt{Sc^2\left(\dfrac{1}{n_1}+\dfrac{1}{n_2}\right)}} \qquad （式32）$$

$$= \frac{|\bar{x}_1 - \bar{x}_2|}{\sqrt{\dfrac{\sum x_1^2 - \dfrac{(\sum x_1)^2}{n_1} + \sum x_2^2 - \dfrac{(\sum x_2)^2}{n_2}}{n_1+n_2-2}\left(\dfrac{1}{n_1}+\dfrac{1}{n_2}\right)}}$$

$$df = n_1 + n_2 - 2$$

4）变量 1 个，样本数 2 个，样本含量≥100：需给出等统计量 $\bar{x}_1$、$\bar{x}_2$、S_1^2、S_2^2、$S_{\bar{x}_1}^2$、$S_{\bar{x}_2}^2$ 进行 U 检验（式 33）。

$$U = \frac{|\bar{x}_1 - \bar{x}_2|}{\sqrt{\dfrac{S_1^2}{n_1} + \dfrac{S_2^2}{n_2}}} = \frac{|\bar{x}_1 - \bar{x}_2|}{\sqrt{S\frac{2}{x_1} + S\frac{2}{x_2}}} \qquad (\text{式 33})$$

$df = n - 1$ 不需查界值，$U_{0.05} = 1.96$，$U_{0.01} = 2.58$

5）变量 1 个，样本数 2 个，但方差不齐。需给出 $\bar{x}_1$、$\bar{x}_2$、S_1^2、S_2^2，进行 t' 检验（式 34）。

$$t' = \frac{|\bar{x}_1 - \bar{x}_2|}{\sqrt{\dfrac{S_1^2}{n_1} + \dfrac{S_2^2}{n_2}}} \qquad (\text{式 34})$$

$$t'_\alpha = \frac{S\dfrac{2}{x_1} t_d df_1 + S\dfrac{2}{x_2} + t_d df_2}{S_{\bar{x}_1}^2 + S_{\bar{x}_2}^2}, \quad df_1 = n_1 - 1, \quad df_2 = n_2 - 1$$

（2）F 检验

1）变量或因素 1 个，样本数 3 个以上：需给出的统计量为总均数 $\bar{x}$，各组样本均数 $\bar{x}_i$，各组样本例数和 $\sum\limits_{j=1}^{ni} xij$ 与平方和 $\sum\limits_{j=1}^{ni} xij^2$，以及总例数和 $\sum x$ 及平方和 $\sum x^2$，并通过这些统计量计算出总变异（t）、组内变异（W）与组间变异（B）的离均差平方和（SS）及均方（MS）（式 35～式 37），进行单因素方差分析（表 14）。

表 14 方差分析

变异源	df	SS	MS	F
t	$n-1$	SS_t		
B	$k-1$	SS_B	$MS_1=\dfrac{SS_1}{k_1(k_2-1)}$	
W	$(n-1)-(k-1)=n-k$	SS_W	$MS_2=\dfrac{SS_1}{k_1-1}$	$F=\dfrac{MS_B/k-1}{MS_W/n-k}$

$$SS_t=\sum_{i=1}^{k}\sum_{j=1}^{ni}(xij-\overline{\overline{x}})^2=\sum x^2-\frac{(\sum x)^2}{n} \qquad （式35）$$

$$SS_B=\sum_{j-1}^{k}ni(\overline{x}_i-\overline{\overline{x}})^2=\sum_{j=1}^{K}\frac{\left(\sum_{j-1}^{N_i}xij\right)^2}{n_i}-\frac{(\sum x)^2}{n} \qquad （式36）$$

$$SS_W=\sum_{i=1}^{K}\sum_{j=1}^{n_i}(xij-\overline{x}_i)^2 \qquad （式37）$$

2）变量或因素 2 个，无重复：需给出总均数 $\overline{x}$，各组样本均数 $\overline{x}_i$，处理组样本例数之和 $\sum_{j=1}^{b}xij^2$ 与平方和 $\sum_{j=1}^{b}xij^2$，配伍组样本例数之和 $\sum_{j=1}^{a}xij^2$ 与平方和 $\sum_{j=1}^{a}xij^2$，总例数和 $\sum x$ 及平方和 $\sum x^2$，算出各自的离均差平方和（SS），应用双因素方差分析（式38~式42）。

$$SS_t=\sum x^2-\frac{(\sum x)^2}{n},df_t=n-1 \qquad （式38）$$

$$SS_b=\sum_{i=1}^{a}\frac{\left(\sum_{i=1}^{b}xij\right)^2}{b}-\frac{(\sum x)^2}{n},df_b=a-1 \qquad （式39）$$

$$SS_a = \sum_{j=1}^{b} \frac{\left(\sum\limits_{j=1}^{b} xij\right)^2}{a} - \frac{(\sum x)^2}{n}, df_a = b-1 \qquad (式40)$$

$$F = \frac{MS_t}{MS_{error}} = \frac{SS_b/a-1}{SS_{error}/(a-1)(b-1)} \qquad (式41)$$

$$F = \frac{MS_a}{MS_{error}} = \frac{SS_a/b-1}{SS_{error}/(a-1)(b-1)} \qquad (式42)$$

3）变量或因素 2 个，有重复，需给出校正系数 $C = \frac{(\sum x)^2}{n}$（式43～式47）：

$$SS_t = \sum x^2 - C, df_t = n-1 \qquad (式43)$$

$$SS_T = \sum_{ij} \frac{(\sum x)^2 ij}{n} - C(T = 处理),$$

$$df_T = a\ 的水平数 \times b\ 的水平数 \qquad (式44)$$

$$SS_a = \sum_i \frac{(\sum x)^2 i}{ni} - C, df_a = a\ 的水平数 -1 \quad (式45)$$

$$SS_b = \sum_j \frac{(\sum x)^2 j}{nj} - C, df_b = b\ 的水平数 -1 \quad (式46)$$

$$SS_{ab} = SS_T - SS_a - SS_b, df_{ab} = df_T - df_a - df_b$$

$$SS_{error} = SS_t - SS_T, df_{error} = df_t - df_T.$$

$$F = \frac{MS_{ab}}{MS_{error}} \qquad (式47)$$

4）变量或因素 3 个以上并有交互作用：以 a、b、c 三个因素为例，需给出的统计量有总变异的离均差平方和，a 间、b 间、c 间、$a \times b$、$a \times c$、$b \times c$、$a \times b \times c$ 及误差（error）变异的高均差平方和与均方，进行方差分析。

5）两两比较：上述多组均数间的假设检验，是对多组均数整体的检验，如有显著差异，尚需进行两组均数之间的两两比较，才能得出各有关两个均数之间差异的显著与否及其程度，通常有 Neuman-Keuls（N-K）检验、Duncan 检验和 Tukey HSD 检验等三种方法，其中以 N-K 检验或 q 检验最为常用（式48～式50）。

$$q = \frac{|\bar{x}_1 - \bar{x}_2|}{S_{\bar{x}_1 - \bar{x}_2}} \qquad （式48）$$

$$n_i\text{相等时}, S_{\bar{x}_1 - \bar{x}_2} = \sqrt{\frac{MS_{error}}{n}} \qquad （式49）$$

$$n_i\text{不等时 } SS_{\bar{x}_1 - \bar{x}_2} = \sqrt{\frac{MS_{error}}{2}\left(\frac{1}{n_a} + \frac{1}{n_b}\right)} \qquad （式50）$$

5. 非参数检验

（1）χ^2检验：计数数据适于χ^2检验。χ^2检验是列联表分析的主要内容之一，能对两组或两组以上的率或构成比之间的差异，作显著性检验。

1）指标 1 个，两组：需给出的统计量为两组总组数的理论指标，应用行×列或四格表χ^2检验法，并以后者为简便，如（式51）：

$$\chi^2 = \frac{(ab - bc)^2 n}{(a+b)(c+d)(a+c)(b+d)} \qquad （式51）$$

若 1<T<5 且 n>40，用校正式（式52）：

$$\chi^2 = \sum \frac{(|A-T| - 0.5)^2}{T} \qquad （式52）$$

T 为理论值 A 为观测值。

若 T<1 或 n<40，需用确切概率法（式53）：

$$P = \frac{(a+b)!\,(c+d)!\,(a+c)!\,(b+d)!}{a!\,b!\,c!\,d!} \qquad （式53）$$

2）指标 2 个，两组配对：给出如 1）的相应统计量，应用配对设计数资料 χ^2 检验（式 54）：

$$\chi^2 = \frac{(A-T)^2}{T} \text{ 或 } \chi^2 = \frac{(b-c)^2}{b+c} \qquad （式 54）$$

3）指标 1 个，两组以上：给出如 1）的相应统计量，采用行×列 χ^2 检验（式 55）：

$$\chi^2 = \sum \frac{(A-T)^2}{T}, df(\text{行}-1)(\text{列}-1) \qquad （式 55）$$

有显著意义时，需进行多组间的两两比较，检验水平（式 56）：

$$\alpha' = \frac{\alpha}{n} = \alpha/C^2 n \qquad （式 56）$$

$$= \alpha/\frac{n(n-1)}{2}（n \text{ 为参加检验的组数}）$$

如多个实验组与同一个对照组比较，检验水平 $a' = \frac{a}{k-1}$（k 为实验组与对照组之和）。

（2）秩和检验：等级数据或计量、计数资料转化来的等级数据的检验方法很多，一般采用 Rigit（$\bar{R}$）或秩和检验。前者需首先选出一个标准组，所需统计量主要是 R 值，需计算标准组与其他各组的 $\bar{R}$ 值，$\bar{R} = \frac{\sum fR}{n}$，其中 f 为各等级的例数，R 为各等级的值，n 为总例数；但以秩和检验为常用，特别是拟比较 D 的各组例数较少时。

1）变量 1 个，样本 2 个，并配对：检验步骤为：①设 H_0；②求秩和，求差数，排序，计算秩次；③以秩 D 和绝对值较小者为 T 值，$T = \min(T_+, T_-)$；④查界值表，若 $T > T_{0.05}$，则 $P < 0.05$。

125

2)变量 1 个,样本 2 个,未配对:①设 H_0;②排序,算秩次,求秩和 $T = Tn(\min)$;③查界值表。

3)变量 1 个,样本多个:应做 H 检验,$H = \dfrac{12}{n(n+1)} \sum \dfrac{R_i^2}{n_i} - 3(n+1)$;$R_i$ 为第 i 个样本的秩和,n 为样本含量,$n = \sum n_i$ 查表求 H_α,有显著意义时,按推广的 t 检验作两两比较(式 57):

$$t = \frac{|\overline{R_\alpha} - \overline{R_b}|}{\sqrt{\dfrac{n(n+1)(n-1-H)}{n_2(n-k)}\left(\dfrac{1}{n_a}\right)}}, \quad df = n-k \qquad (式 57)$$

其中 $\overline{R_a} = R_a/n_a$,$\overline{R_b} = R_b/n_b$,n 为各处理组的总例数,H 为 H 检验得到的 H 值,k 为处理组数(表 15)。

表 15　队列研究 2×2 表

分组	患某病	未患某病
暴露组	a	b
非暴露组	c	d

(3)相对危险比(relative risk,RR):流行病学研究,主要分析暴露于某因素与某相关疾病发生之间的联系。队列研究中,暴露人群不一定全部发生某病,未暴露人群也会有人发生某病。因此,可用暴露人群的发病率之比 RR 衡量相对危险率(表 16,式 58)。

$$RR = \frac{a/(a+b)}{c/(c+d)} (求 \chi^2 与 P 值) \qquad (式 58)$$

如 $RR=1$,两组发病率相同,暴露与发病无联系或某因素不是某病的病因;$RR>1$,暴露人群发病率显著高于非暴露人群,某因素很可能是某病病因;$RR<1$ 则某因素不但不

是某病病因,而可能对某病有保护作用。

表 16　病例对照研究 2×2 表

病史	病例	对照
有暴露史	a	b
无暴露史	c	d

(4)差比(odds ratio,OR):某一事件的发生率 P,其与某一事件未发生率($1-P$)的比值 $P/(1-P)$,即差比(OR),病例对照研究中,如暴露组发病率很低时,OR 与 RR 值非常接近(式 59)。

$$OR = \frac{a/c}{c/d} = \frac{ad}{bc}(求 X^2 与 P) \qquad (式 59)$$

6. 相关与回归　为了解两变量或两因素间的相关联系与依存关系,需作相关与回归分析,求相关系数(r)和回归系数(b)及其显著性与回归方程。

(1)直线相关:列表列出原始数据(x、y)、算出 x^2、y^2 和 xy 值,求 r,判定相关程度($-1 \sim +1$)。查界值表与 r_{sa} 比较,求 P 值(式 60、式 61)。

$$r = \frac{\sum (x-\bar{x})(y-\bar{y})}{\sqrt{\sum (x-\bar{x})^2 \cdot \sqrt{\sum (y-\bar{y})^2}}} \qquad (式 60)$$

$$t_r = \frac{r-0}{\sqrt{\frac{1-r^2}{n-2}}} = \frac{r\sqrt{n-2}}{\sqrt{1-r^2}} \qquad (式 61)$$

(2)等级(秩次)相关:设总体相关系数为 $P = 0$,计算样本等级相关系数 r_s(式 62):

$$r_s = 1 - \frac{6 \sum d^2}{n(n^2-1)}, \qquad (\text{式} 62)$$

查界值表与 r_{sa} 比较,求 P 值。

(3)直线回归:一般用最小二乘法,找出一条直线,使各个点到该直线的纵向距离的平方和为最小,求出两变量关系的直线方程 $\bar{y}$(式 63):

$$\bar{y} = a + bx \qquad (\text{式} 63)$$

$\bar{y}$ 为由 x 推 y 的估计值或回归值,a 为截距,$x=0$ 时的 $\bar{y}$ 值,b 为回归系数为回归直线的斜率 b(式 64~式 68):

$$b = \frac{\sum (x-\bar{x})(y-\bar{y})}{\sum (x-\bar{x})^2} \qquad (\text{式} 64)$$

$$t_b = \frac{|b-0|}{S_b} = \frac{|b|}{S_b} \qquad (\text{式} 65)$$

$$S_b = \frac{S_{yx}}{\sqrt{\sum (x-\bar{x})^2}} \qquad (\text{式} 66)$$

$$S_{yx} = \sqrt{\frac{\sum (y-\bar{y})^2}{n-2}} \qquad (\text{式} 67)$$

$$t_b = \frac{|b|}{\dfrac{\sqrt{\dfrac{\sum (y-\bar{y})^2}{n-2}}}{\sqrt{\sum (x-\bar{x})^2}}} \qquad (\text{式} 68)$$

查 t 值表,与 t_a 比较。

(4)协方差分析:协方差分析为线性回归与方差分析结合的一种方法,利用回归关系把与因素变量 y 值呈直线关系的自变量 x 值化成相等后,进行方差分析,能消除无关的和不可控的混杂因素或协变量的影响,比较修正均数之间的差异,亦可从终值中消除始值参差不等的影响,从而对调整后终值进行比较。

一般先用直线回归方法找出 x 与各组 y 之间的数量关系,求出假定 x 相等时的修正均数 $\bar{y}_1, \bar{y}_2 \cdots \bar{y}_k$,然后用方差分析比较修正均数之间的差别。

(5)多元回归:多元回归为直线回归的扩展,用两个以上的自变量 x_1、$x_2 \cdots x_k$。推其一个因变量 y 的一元线性方程,其一般形式为(式69):

$$Y = b_0 + b_1 x_1 + b_2 x_2 + \cdots + b_k x_k \qquad (式69)$$

其中 $b_1, b_2 \cdots b_k$ 为偏回归系数,b_0 为常数项、截距。

一般先计算各变量之间的两个相关系数,建立偏回归系数正规方程组,求出复相关系 R 或 R^2(决定系数)说明因变量 y 与各个自变量 x_i 之间的密切程度,$R^2 = \dfrac{SS_r}{SS_t}$,R 为正值,$0 \leqslant R \leqslant 1$,其显著性依 F 检验判断,如 F 的概率<0.05,则因为方程中至少有一个偏回归系数不等于 0;如 R_2 为 0.9 则 90%因变量 y 可用自变量 x 的线性关系来解释。

(6)多元逐步回归:为保证留在回归方程中的自变量 x_i 都具有显著意义,在每次由大到小向方程引一个新的自变量后,均对原方程中的其他自变量逐一进行显著性检验,剔除不显著的 x_i,从而最后得到最优效果的方程。

(三)专业分析

统计分析是重要的,但统计分析不能代替专业的观察与思考。统计分析在于处理已存在的事实,在于证实专业分析可能得出的创造性,而不能取而代之。许多伟大的发现基于专业的观察与思考,从一些极小的偶然事件得到启迪并成为创新或发现的开始;而这些偶然的事件在统计学中有时却被认为是误差或偏倚。在医学实验研究中,最难的莫过于对实验结果做出科学与合理的解释。专业分析必须审视整个课题的全局,做出审慎而恰如其分的理论概括,并得出相应的结论。

1. 实验方法学再思考 在统计分析的基础上,在对实验结果进行专业分析之前,需对实验结果赖以得出的方法学进行认真的回顾与反思。

(1)实验设计是否严谨:专业、对照和统计等三大实验设计是否合理与严谨。有些疾患如感冒可不经治疗而自愈。在有些治疗无效的情况下改用他法得到的显著疗效,既可能是原处理的蓄积作用,也可能是由于停用原处理的结果。在这些情况下,需考虑实验设计中是否未做空白对照或有效对照,新旧两种处理之间反应变量是否回到基线,以及顺序误差是否做了排除。

实验分组中有意无意地将轻、重病例分别分到实验组和对照组,从而得出实验因素具有显著作用的结论。历史上有人为了观察一种抗晕药的效果,竟将全体水手作为实验组给予该药,全体乘客作为对照组给予安慰剂,从而得到实验组无一例发生晕船,而对照组全部发生晕船的"奇效"。

实验观察中虚假重复的现象也时有发生。在两个儿童身上观察某一牙膏防龋齿的效果,经若干时间试用后作为对照的甲儿童有 8 个牙齿出现龋齿,而作为实验的乙儿童未见一个牙齿发生龋齿,观察者竟然用8:0而不是1:0的比例,来说明防龋齿效果如何之"好"。

实验设计中对于实验因素中的特异因素(Fs)与非特异因素(Fg)对反应变量的影响常疏于严谨的设计,未安排严格的假处理对照,以致难以排除Fg的作用。例如,刺激或损伤某一中枢核团后分别得到阳性或阴性结果时,不能排除麻醉、手术和插入电极等Fg的作用,而简单地归之于Fs电流的作用。在分析对某脑区施行神经组织移植或进行"细胞刀"治疗的效果时,也有必要排除假处理或Fg的作用。特别是对某一核团或脑区进行处理时所得到的效应,如何排除过路纤维而不是该核区自身的作用,也常为人们所忽视。

(2)实验过程是否正常:实验观察过程中实验单位是否真的处于应有的健康状态,反应变量是否处于正常的变异状态,特别是后对照是否与前对照处于同一水平。有时实验单位已处于异常、病态甚至已死亡时,仍被误认为健康或正常。特别是在一些亚急性或慢性实验中,实验单位由于发生生长或老化等变异而不能按原设计的基础状态对反应变量进行比较时,空白对照设计很有必要。

(3)统计分析过程是否得当:有无统计正态分布的计量数据采用了非参数统计,从而损失信息或导致差异不显著?有无偏态分布数据被误作参数检验,从而得不到显著的效果?有无备择假设则应该用双边检验而不当地采用单边或 $\mu_1<\mu_2$、$\mu_1>\mu_2$? 以及 a 界值的设定是否偏严或偏宽?

　　一般地讲,在统计处理显著时,需核实各种干扰因素或偏差控制的好坏;统计处理不显著时,需考虑反应变量灵敏度是否足够大和误差偏倚是否过多。做相关分析时,对于一组数据混合统计时 $r=0$,但如将有关数据分列统计时则有可能见到 r 值增大,并可能说明实际问题(图 22)。

　　在对于 $r=0.4$、$P_r = 0.01$ 的结果,从统计学上认为有非常显著的相关,但从实用意义看,该相关只能说明 0.16 或 16% 的变异,而不能说明余下的 84% 的变异(表 17)。

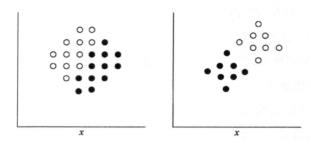

图 22　两小组观察值合并前后回归分析的比较

当观测值合并后。原来小组中存在的相关看不到,虽然

两小组合并后得到一个相关,但原来小组并无相关

表 17　相关系数作用　　　　单位:%

r	可能解释的变异	尚不能解释的变异
0	0	100
0.1	1	99
0.2	4	96
0.3	9	91
0.4	16	84
0.5	25	75

r	可能解释的变异	尚不能解释的变异
0.6	36	64
0.7	49	51
0.8	64	36
0.9	81	19
1.0	100	0

2. 实验结果再认定　对于已经经过统计处理的实验结果,需从专业或实用意义的角度予以认定。统计学的显著性检验结果主要说明抽样误差可能性的大小,而不能代表学术价值和实用意义的有无或高低。

降压药 A 和 B 分别使受试高血压患者的收缩压平均降至 140.2mmHg 和 140.3mmHg,两者差值为 0.1mmHg, $P<0.001$。另一对降压药 C 和 D 使收缩压分别平均降到 124.5mmHg 和 149.5mmHg,其差值为 25.3mmHg, $P<0.31$。从统计学上看,降压药 A 优于 B,而 C 却未被证明优于 D;但从专业角度分析和实用角度考虑,C 有可能优于 D,而 A 和 B 之间的差异无任何实用意义。再经验证,始知原因在于样本含量, $nA=nB=500$,而 $nC=nD=10$。可见如 $nC=nD$ 达到≥30 时,两者之间的差异是不难达到显著水平的(图 23)。

根据图 24 的原始数据,经线性回归分析可得出如虚线所示的一条直线,并可得出相应的方程表达。但是从专业角度则很容易看出这批数据是非连续的,在箭头 A 处出

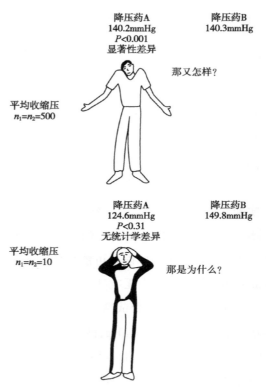

图 23　统计分析与专业分析的重要差别演示

现拐点,其前是一条近似的水平线,其后始是一定斜率的直线。从专业角度分析,可认为 y 变量与 x 因素之间的关系存在阈现象,在 A 之前 x 处于阈下未能引起反应,A 时达阈水平,始引起反应,并且 y 反应随 x 因素的增强而线性增长。

图 25 示有关肌神经切断前后锻炼对肌血流量的效应。C_1、C_2 为对照时相;E_1 为神经切断前的锻炼时相,E_2 为神经切断后的锻炼时相。如统计 E_1 和 E_2 时肌血流量

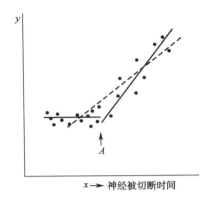

图24　x与y关系的分析

虚线为由图上各点数据计算出的回归线;实线为对各点数据目测出的

回归线,在A点出现中断,高于或低于A点的数据各成一直线

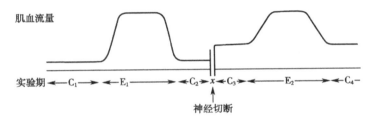

图25　有关肌神经切断(x)前后运动对肌血流量的影响

C_1、C_2、C_3 与 C_4 分别为肌神经切断前与后的对照时相;

E_1、E_2 分别为即神经切断前后的运动时相

终值的变化,E_2 高于 E_1,可能得出去神经支配下锻炼使肌血流量增加的结论。但从专业角度可以看出:①切断神经后基线上移,提示血流量增多、血管舒张;②E_1 时血流量增加的绝对值要高于 E_2;③E_1 时的血流量增加斜率快于 E_2 时的斜率。并可据以得出:①该神经正常时对血管紧张性

有抑制作用,所以切断后血管舒张,血流量增多;②与上述统计结果相反,去神经支配条件下,锻炼增加血流量幅度小于神经支配完整时锻炼的效应;③去神经支配后肌肉血流量增加速率变低。

3. 与课题假说比较　实验结果与研究假说符合与否是专业分析的一个重点。实验结果与研究假说一致的结果常被看作阳性结果;而未能证实研究假说的结果则被视为阴性结果。实际情况往往并不如此单纯,应有胜不骄、败不馁的准备。

"阳性"结果时,研究假说(H_w)与实际结果(R)之间可能有 4 种情况:①H_w 真、R 真(真阳性);②H_w 真、R 假(真阴性);③H_w 假、R 真(假阴性);④H_w 假、R 假(假阳性)。①、④时结果与假设一致;②、③时结果与假设不一致,需作仔细分析。

当无效假设(H_0)假、备择假设(H_a)真,但统计判定却接受 H_0 时,会出现 II 类(或 β 类)错误,实际是一种假阴性;而当 H_0 真、H_a 假,而统计判定却拒绝 H_0 时,则会出现 I 类或 α 类错误,而出现假阳性。在统计学上,II 类或 β 类错误多由于 α 偏大或将双边检验变成单边检验,从而易于出现假阴性;I 类或 α 类错误多由于 α 偏小或本应单边检验而实际执行双边检验,从而出现假阳性。

有时还可能出现所谓的第 III 类错误,即预言证明(prophesy verification)错误,出现 H_w 假、R 亦假的假阳性错误,例如,既然有 A 则必然有 B(预言),现在既然看到 B,A

即必然是真的。兔跳跃运动必有听觉参与,实验验证枪声响—兔跳起;不跳则听觉失灵(预言),切去双后肢,枪声再响,兔不跳(预言实现),结论为切去双后肢兔的听觉失灵。又如,醛固酮升高导致高血压,某人患高血压,某人的醛固酮必高。

对阳性结果的最好验证是重复和证伪。对阴性结果科学工作者不能气馁,因为剧作家歌德说过"人们要有所追求,就不能不犯错误",何况我们的古训"失败乃成功之母"。

如上所述,与研究假说不一致的结果,可能是由于 H_w 真、R 假,或 H_α 假、R 真。此时需注意有无"第三者介入"的影响。如 H_α 刺激颈动脉体导致心率减少,但 R 却是使心率增加。经检查是由于通气这个"第三者"在起作用,刺激交感神经,通气量增大,导致心率增加,与 H_α 不一致。而如果将通气量予以控制,则心率降低,与 H_α 一致。又如,H_α 刺激交感神经,心冠状动脉血流量减少,但 R 却是血流量增加,经检查,其"第三者"是心搏的力量和速率,而在每搏量和心搏速率受控条件下,H_α 的效应即可出现。

特别是 H_w 假、R 真的情况有时会带来新的发现。例如,H_w 醛固酮促进肾小管对 Na 的重吸收,但连续注射皮质醛固酮的结果却是 Na 重吸收下降,是一种 H_w 假、R 真的情况,经反复证明,确实如此,总是出现这种钠逃逸(Na escape)的现象,从而发现利钠因子(Na-losing or natriuretic factor)。人们常用四氧嘧啶(alloxan)复制动物糖尿病模型,但其结果却与胰腺切除所致的糖尿病不完全等同,以致未能证明四氧嘧啶糖尿病与切胰后的糖尿病相同的 H_w，实际是 H_w 假、R 真的情况，并据而进一步发现来自胰腺 α 细胞的高血糖素（glucagon）。

4. 与现有理论比较　在将实验结果与自己的研究假说比较的基础上，还需与他人或前人的结果或现有的理论或定论进行比较，才能体现自己结果的学术价值与理论水平。与研究假说比较相类似，与现有理论或结果比较时也存在：①理论（T）真、R 真；②T 真、R 假；③T 假、R 真；④T 假、R 假等四种可能性。其中①、④表现出 T 与 R 一致，②、③表现为 T 与 R 不一致。

如果 R 与 T 一致，容易使人感到安全，以为是 T 真 R 也真，以为自己的结果证明了现有理论的正确性，但必须注意有无 T 假、R 假，错误的 R 验证了错误的 T。

对于乳牛常见的一种产乳热，一位丹麦兽医提出其机制是一种自身中毒，因乳腺中的初乳小体和变性的上皮细胞吸收毒素所致；向牛乳腺注射碘化钾溶液，并为帮助碘化钾游离同时注入小量空气进行治疗时，非常成功地获得显效，并被作为常规疗法予以推广应用。但后来发现单独注射空气也能产生同样的显著效果。所以 R 与 T 的符合，对于证明现有理论的正确性只有相对的意义。理论的正确与否常需经历长期的考验。

Barany 曾因内耳前庭淋巴液通过温度对流以保持人体平衡的理论，于 1914 年获诺贝尔奖，并成为耳科临床平衡功能测试的一项有效的常规检验。但是后来在哥伦比亚号航天飞机上进行的观察表明，所有 4 名受试的宇航员在太空由于失重而不发生温度对流的条件下,此项实验的效果与地球上效应完全相同,甚至反应更为明显,显然与 Barany 理论不符,提示原有的 Barany 理论是不正确的。

历史往往有惊人的相似性。已有的科学定论会由于万里晴空中飘来的几朵乌云,而失去原有的光彩。DNA→RNA→蛋白质这一公认的中心法则,由于劳氏肉瘤病毒(RSV,一种 RNA 肿瘤病毒)和逆转录酶的发现而不得不修正,即遗传信息也可以由 RNA 反方向流向 DNA。双链 DNA 的公认构造,由于单链和 3 链 DNA 的发现,双链 DNA 的至高无上和独一无二的地位也不能不受到挑战。

由 Eccles 提出的一种神经末梢只分泌一种神经递质的 Dale 原理,由于突触前末梢中几种不同递质的共存与共释,Dale 原理因而也需要加上新的注释。脊髓背角神经元只向一个中枢核团投射的定论,由于向两个核团投射的有分叉轴突的神经元的发现,而不得改变单投射的一统天下。

可见,当 R 与 T 发生矛盾和不一致时,有关 R 的解释会发现新的困难,原有理论可被否定和修正。这无疑是人们因祸得福或坏事变好事的一种"大自然的恩赐"。但是 T 本身正确,而 R 错误或 R 是假象的情况也时有发生,这又不能不引起警惕。神经纤维的兴奋性的高低与其直径的粗细成反比,即直径粗阈值低或直径细阈值高的事实,已经被千百次实验所认定,但是有人的 R 却与此相反,得到了粗纤维的阈值高于细纤维的 R,并以为是什么新发现并申报科研成果奖,实际这是一种假象。

5. 与流行趋势比较　将实验结果与当时的流行趋势或潮流进行比较,有时也很必要。一种新方法、新处理的出现和发展往往经历不同的评价过程:①开始时往往被夸大;②随后初步稳定;③再后失望;④最后才是恰如其分的评价(图26)。

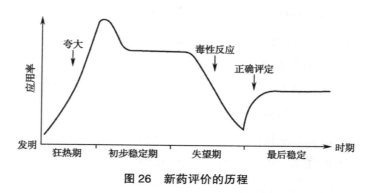

图26　新药评价的历程

在历史上磺胺的发现、巴甫洛夫学说、塞里学说乃至组织疗法、甩手疗法、鸡血疗法等均曾流行一时。实验结果与现有潮流相符或不符时,亦应考虑如何不会牵强附会、随波逐流,而发扬坚信真理在少数人手里的反潮流精神。

在与现有趋势进行比较时,亦应注意习惯势力和思维惰性乃至文人相轻的负面影响。人们对于新的发现或结果有时会出现一种"三部曲"式的评价过程。开始时嘲笑某结果不是真的,是不可能的,没什么用的;然后可能认为是新发现,可能有点真东西、新东西;最后则认为该结果不是什么完全新的,而是早已有的或早已被预见到的等。可以说一件完全崭新的事物,完全不受到一点非议的情况,几乎是绝无仅有,特别是在前人已有答案、与该答案全然对立的新的反常发现,是很难得到顺利通过和认可的。

对于空气中 O_2 的发现即曾几经反复。开始人们认为一切燃烧的物体都会有一种"燃素",当该物体燃烧时,这种"燃素"会从该物体中分离出来,这种提法不管正确与否,均与当时古希腊哲学家提出火、水、气、土等四气的传统一致。到了 1774 年,英国的普利斯特分析出了一种新的气体,在未研究这种气体到底是什么的情况下,慑于已有的四气"威力",宣称这种气体为"无燃素气体"。过了不久瑞典的舍勒也从空气中分析出了这种气体,并证明通过燃烧这种气体即消失,但他也屈服于现有的理论或趋势,将它称之为"火气"。

当法国人拉瓦锡得知普利斯特和舍勒的发现后,即根据这个事实,靠一台天平的帮助,通过实验反复研究整个"燃素论"的化学理论,证明这种气体既不是什么"无燃素气体",也不属于与火元素同一的"火气",而是一种新的化学元素 O_2,提出物体燃烧时并非有"燃素"从物体分离出来,而是这种元素化合到物体中去(即现在的氧化)。拉瓦锡 O_2 的发现推翻了全部"燃素说",因而受到颇多的责难,不是说他的实验有"缺点",就是说他所用的天平"不准确"。拉瓦锡没有屈服,而是用一个比一个更新颖、更有说服力的实验,使反对者们心悦诚服地说出"要否认明摆着的事实是有困难的,拉瓦锡的确没错"。

当 Harvey 发现血液是循环的这一新现象时,曾由于其结果与流传几千年的 Galen 潮汐说不符,而"害怕发表",

更害怕宗教势力的干预,而感到"后果不堪设想"并因此不寒而栗。

6. 证真与证伪论证　证真或证明,与反驳或证伪是一种更多、更深刻的推理或论证,是建立科学理论体系的根本方法,是运用已知为真的判断通过逻辑推理,确定某种思想或理论真实性的思维过程。逻辑证真或逻辑证明有别于事实证明。事实证明是人们在实践过程的基础上,根据事实判定事物的真实性。

在医学理论研究中,除少数合理性理论不要证明外,大多数理论命题都需要通过真实性判断加以论证;除了做确定性叙述外,都需要对其理论观点的真实性或正确性进行论证,使之成为有说服力的学说或理论。逻辑论证在发现真理的过程中具有重要作用,但同实践检验真理相比,它是第2位的。通过逻辑论证得到的新命题或新结论最终还必须通过实践来检验。实践是检验认识是否具有真理性的唯一标准。

证真和证伪的论证过程通常与类比、归纳、演绎等推理过程相反,它是从给定的结论,通过论证,找出相应的前提,由论题、论据和论证三部分构成。论题,即主题,被证明的对象;论据,即用来进行论证的理由;论证,引用论据证明真伪的方式。

证伪或反驳,是用已知判断揭露另一判断虚伪性的逻辑方法,是用一个论证推翻另一个论证的过程,通过反驳论题、论据和论证等环节进行。除直接反驳外,可通过证明与对方论题相反的论题是正确的,进行间接反驳,即根据矛盾律来证明对方论题是错的。充分利用条件假定对方的论题是真的,然后推出对方论题显然是荒谬的结论的方法,称为归谬法。一种辩论时常用的"稻草人"诡辩术,即把一明显荒谬的观点强加给对方,然后煞有介事地对其进行批驳的一种方法。归谬法与"稻草人"诡辩术均属间接反驳。

20 世纪一个带有里程碑式的证伪主义对医学研究的影响十分巨大。1944 年,Popper 提出的证伪理论一举解决了医学领域里颇负盛名的两位巨人之间的长期争议。Eccles 主张突触信号的传递是通过电学活动直接实现的,而 Dale 则坚信是通过化学中介实现的。作为争议的负方,Eccles 心悦诚服地将 Popper 的证伪主义誉为"脱离科学研究僵硬规律的一种巨大的解放"。

(1)证伪论证的前提:证伪以否定归纳推理为前提,是归纳推理的克星。归纳推理大多根据已知部分事实推论出普遍规律,而证伪则以单称陈述为前提,通过推理,攻其一点而不顾及其余得出有关规律是假结论。如某人某地看到一只乌鸦不是黑颜色为前提,做出"不是所有的乌鸦都是黑的"结论,从而认为"天下乌鸦一般黑"的论断是假判断。逆病毒的发现突破了传统的由 DNA→RNA→蛋白质的中心法则,因为逆病毒的发现提供了由 RNA→DNA 的逆转录。分叉轴突或侧支轴突的发现突破了轴突只有一支,并只向一个核团投射的传统结论。

(2)证伪论证的作用

1)有利于划清真理的界限,推动认识的发展:由于归纳推理一般难以做到完全归纳,因而归纳推理得到的结论往往带有偶然性,因此证伪可以用偶然性推翻人们迄今信以为真的必然性。"生物必死"的传统公认结论,由于人体细胞能够复制一个有机体的无性系生殖的发现而被推翻,明确了"生物必死"的结论只适用于生物的自然过程,而不能包括生命复制的人工过程,从而开拓了医学遗传工程学研究的新领域。

2)有利于对传统理论概念的突破:科学发展是从"问题"开始的,而"问题"往往是观察到的新事实与现有理论发生矛盾时出现的。这种矛盾与问题便是突破口,并作为指导科学研究向纵深发展的新起点。证伪被认为是传统常规定论的解放者。

3)反映了绝对真理与相对真理之间的铰链关系:真理在某一个时期是确认的,但又是发展的。证伪对于尚未认识到的事物发展和逼近具有积极生动的方法论意义。神经信息的传递——神经冲动是以生物电形式进行的。神经生理学家 Eccles 曾认为两个神经细胞之间的突触传递也主要是电子的传递。在他提出这一假说之后,努力用严格的实验去证伪他的假说,在不太长的时间内即证明自己原来的提法是不正确的,突触传递主要是 Dale 提出的化学传递。Eccles 甚至进一步把 Dale 的化学学说概括成为"每个轴突末梢只分泌或释放一种神经递质"的 Dale 原则。遗憾的是,后经他人证伪认为这一概括也是不正确的,因为同一轴突末梢既共存又共释多种神经递质的现象是相当普遍的。

7. 对实验结果的理论解释　通过资料整理、统计分析和专业分析,实验所获得的原始数据或经验事实可以转化为实验结果,实验结果尚需通过理性思考加工成为能正确反映客观实际的客观事实。这时人们既必须忠实于自己的实验结果,又不能完全"忠实"于自己的实验结果,需对之进行"去粗取精、去伪存真"的加工、推理、概括和抽象,使之成为观念、概念或理论,既用以解释已有事实、又能旁及或预言相关事实。在这样做的时候,既不能以偏概全、先入为主,也不能缩手缩脚、就事论事,而要做适当的引申或必要的外推。

当初 Bucker 发现鸡胚神经纤维向植入的肉瘤苗壮生长的事实,没有做出必要的引申,而是停留于现象本身,从而与 NGF 的发现失之交臂。Levi-Montalcini 正是在成功地重复 Bucker 发现的基础上,引申出该现象的背后存在化学因子 NGF 的推论,才得以不断把实验引向深入,并最后同受此启发而发现表皮生长因子(EGF)的 Cohen 一道,登上诺贝尔奖领奖台。

Hodgkin 和 Huxley 根据自己的实验事实,先后归纳出动作电位产生的钠学说和双通道学说,既将他们的实验一步步地引向深入,更为他们最后获诺贝尔奖铺平了道路。Wall 和 Melzack 根据他们有限的实验结果,提出闸门学说,指出细纤维激活投射神经系统引起疼痛,而粗纤维传入通过对细纤维末梢的突触前抑制而产生镇痛作用。这一理论随后虽经补充修正,但对西方的经皮刺激神经疗法和中医学针刺镇痛研究的深入和推广应用,均起到了积极作用。如果再引用 爱因斯坦 $E = mc^2$ 这一结论对原子能研究和应用的巨大作用,我们会更加意识到对实验结果进行理论概括的极端重要性。

对实验结果的引申以内插法最保险,但以外推法最有刺激性,尽管需冒较大的风险。由于动物模型与人原型的某种相似性,人们才往往以动物模型代替人原型,并作为研究人原型的重要来源。但在引申和外推实验结果时必须注意模型毕竟不等同于原型。同理,必须明确离体研究结果不等同于在体研究结果,某一品系动物的结果不等同于另一品系动物的结果,某一系统的某一反应变量不等同于某一系统的全部功能,四氯化碳(CCl_4)肝损伤不等于传染性肝炎,等等。

根据各种动物寿命是其各自发育期 7 倍的关系,推论人的寿命为 140 岁(7×20 青春期)是一个科学的推论或引申。但不能从逻辑学上的假定判断做出荒谬的推论,说什么"我睡觉时我呼吸,因而当我呼吸时我睡觉",或什么"如果一只跳蚤有人那么大,那么它就能跳一千英尺"。

在对实验结果进行理论解释时,人们往往希望得出实验因素与反应变量之间或两种相关变量之间存在因果关系,从而做出何为因何为果的结论。这种想法是自然的,但必须慎之又慎,因为产生某一反应变量变化不一定是某一因素直接作用的结果,其间可能存在与因素和反应变量均有关系的共同因素(C),不是 F→V,而是:

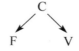

例如,不是打鼾(F)直接引发心脏病高发病率(V),而是既与打鼾有关,又与心脏病有关的肥胖(C)在起作用。

也有"在这之后,所以就是由于这(post hoc, ergo propier hoc)"的论断,但这往往是不可靠的。人们往往把原因归之为某一新因素,以为是由于某新因素,才产生某种新效应。实际上该效应也许正是由于停用了那个被该新因素取代的原因素。例如,有人长期饮用咖啡,以致睡眠不好,而改饮某一新饮料时睡眠即好转,以为新饮料有助于睡眠,实际上睡眠之所以好转,可能正是由于停饮咖啡。又如,长期服用 A 药不见疗效,而当改用 B 药后,疗效转佳,以为 B 药在起作用,实际疗效之所以好转,既可能是由于停用 A 药,也可能是由于 A 药的长期蓄积作用,而与B 药无关。

一种相关系数 $r=0.492$,$P<0.01$ 的相关结果对 y 随 x 变化的说明,固然有其统计意义,但不一定有实际意义,最多只能解释25%的关系,而不能解释余下的75%。因此对 r 及其 P 值在作专业判断时宜谨慎。与其用 r 不如用 r^2(决定系数,coefficient of determination)来解释,该相关关系会更有实际意义。

六、结题

　　课题完成后要做结题报告。医学科学研究结题报告有研究报告和研究论文两种形式，并以后者为主。

（一）研究报告

　　研究报告侧重研究的过程性，要全方位地反映课题的要素，体现课题的科学性、周密性，体现研究过程的完整性、严谨性，体现研究结论的准确性、正确性。

　　结题报告的前言简述课题概况，包括课题来源及级别、历时，对课题成果的总体评价及作用意义。

　　结题报告的正文主要包括：

　　（1）课题的一般情况，阐述课题的背景；指明课题目标、研究思路及原则，说明研究历时及阶段，并分析各阶段的主要工作和特点。

　　（2）课题的研究成果，简要阐明本课题的基本观点及其逻辑联系，着重揭示本课题的特色和创新之处，强调本课题与实践的关联性乃至在实践工作中应用的阶段性成果。

　　（3）课题的评价意见，自我评价——根据国内外、所在地区和同类单位的理论研究和实际工作的现状，对本课题的地位给予正确的定位,并揭示本研究成果的作用及前景。

结题报告的结尾对与本课题相关的问题,指出进一步探索的方向;对本课题的应用推广等问题,表明课题组需作出的努力。

结题报告的附件列出课题组成员名单;附上课题研究过程中已发表的论文篇目,研究成果已被采纳或开始应用的佐证材料,致谢等其他材料。

(二)研究论文

研究论文是科学研究工作的重要组成部分,是科研工作总结的最高形式,撰写与评审研究论文是科研工作的基本功。研究论文着重体现研究的结论性和理论性,对自己研究取得的事实论据和理论论据,通过周密推理,论证自己的结论和观点的正确性和实际价值。论文的格式通常按拟投刊物要求书写。论文题目是文章的总纲和核心,要简明,易于理解。论文摘要扼要介绍文章的主要内容,主要是研究的过程、方法和成果。论文的前言或绪论是论文的引子,介绍课题的背景、目的、意义,并提出观点,引出正文。论文正文是论文的主体,展示研究过程和结果,有效地组织材料来论证自己的观点和研究成果。论文正文应条理清晰、逻辑推理严密、语言阐述精确、简洁、通俗。论文行文不采用比喻、拟人、夸张等修饰手法,不做想当然的描述。论文结论是对正文的高度概括和总结,应观点鲜明,与前文相呼应。参考文献限于研究过程中实际参考过的文章或作品。列出参考文献既是对他人劳动成果的尊重,也为读者核实和深入研究提供方便。

研究论文主要有原著论文与综述论文两种。原著论文可以是简报或全长论文(full-length paper);综述论文可以有小专论、进展或综合述评等。随着改革开放的深入和科学研究的进步,如何规范地撰写与评审研究论文,并使之与国际接轨,是科学工作者,特别是年轻科学工作者需要关注的基本课题。

长期以来,医学论文已经形成了自己的文体风格,这种文体风格具有国际通用性,也就是说,尽管世界语言文字繁多,但根据医学论文的种类不同,医学论文的基本格式大体是一致的。在文字表达上,它要求重点突出、结构严谨,医学名词术语标准,语言文字规范、准确、精练、通顺、扼要等。尽管语言表达问题不是专家审稿的重点,可以留待编辑处理,但是,一位造诣精深的审稿人应该是科技语言文字表达的行家里手。

医学论文规范化、标准化要求是多方面的。各级标题层次标序、医学名词术语、药名、法定计量单位符号、统计处理方法、图表设计绘制、参考文献角注标引方式和著录格式等,都有相应的规范和标准,审稿时都应该仔细审查。另外,由于具体杂志在标题层次标序、法定计量单位符号等方面可能有不同的要求,如有的采用汉字数字标序,有的采用阿拉伯数字;有的表示时间不用符号而直接用汉字等。这些均应遵照拟投杂志的具体要求。

1. 原著论文格式 参照国际惯例,原著论文的主要形式——全长论文手稿的写作,基本包括致主编的书面函、论文题目页、论文摘要页、论文正文部分,以及论文附图、附表部分等。

(1)致主编的书面函:通常用短笺形式写给有关杂志的主编,用最简练的文字介绍自己论文的主要发现,申明该文未曾发表和未曾向其他杂志投稿,希望主编能对该论文感兴趣,并予以发表等。

(2)论文题目页:自上而下写出论文题目,作者,单位,眉题(running title),字数,图表数,通信作者、通信地址、电话号/传真号、电子邮件(e-mail)地址等。其中论文标题是论文的"额头",应简短明了,既概括全文内涵,又引人注目。单位指作者完成实验所在单位。

(3)论文摘要页:依次给出论文摘要,关键词或主题词、缩写词或词汇表,以及其他必要的脚注。摘要宜小巧,特别注意摘要最后一句话应明确提示论文的结论性核心内涵。

(4)论文正文部分:依次写出引言、材料与方法、结果、讨论、致谢和参考文献。

1)引言:有时需标出"Introduction",扼要介绍论文的立题背景,他人和自己已做过的工作,本题目的工作目的和假说等。

2)材料与方法:主要介绍有关论文实验的专业设计、对照设计与统计设计,并叙述到他人可据以重复的程度。

3)结果:结果是论文的主体,需客观地报告阳性,以及阴性结果,宜图文并茂,善于用总体图和典型的图、表来表达论文的精华部分,但切忌文、图、表交互重复。

4)讨论:讨论是作者对结果的理解、引申与升华,是与他人和自己先前工作的比较与分析,宜从历史唯物论和辩证唯物论角度对实验结果的理论意义与学术价值进行客观的定性和定位,如可能,尚可揭示实验因素与反应变量之间的因果关系,提出新的假说与理论概括。

5)致谢:通常向基金资助单位、技术辅助人员(一般不参加署名)和其他有助于该论文完成的人员及单位表示感谢。

6)参考文献:编列论文所引用的参考文献,主要有著者-出版年制(哈佛体系)和顺序编码制(温哥华体系),需按拟投刊物稿约要求的格式。国内多用顺序编码制,但不同刊物的细节仍有细微的不同。

(5)论文附图、附表部分:图表是论文的门面,依次给出表、图和表注、图注。每图单列一张。每表除表本身外,需在表上方写出表号、表题,在表下方给出表注。每图除图本身外,在各图的下方给出图号、图题和图注。图、表中需要用有关符号标示,并在表注、图注中分别给出统计说明,如 P 值、n 数等。

2. 原著论文写作 原著论文的写作顺序通常与上述手稿内容的出现顺序相反,按顺序逆行写作。依个人情况,也可采用不同的步骤乃至从头至尾一气呵成。

(1)拟提纲:在充分酝酿和思考的基础上,列出论文草稿大纲、各段中心思想、有关图表配合等,对论文全貌和结构构建出框架。

（2）制图表：按提纲，依次选制出各有关图表，并写出相应注解，将提纲与图表交指导人员审阅或与合作者讨论决定是否正式写作论文。

（3）写结果：参照图表，对有关结果分段给出文字描述，每段要有一个中心，各段之间要有逻辑联系。

（4）写讨论：对所述内容、数据或事实，进行讨论。

（5）写方法：按写出的结果借以得出材料与方法。

（6）写引言：结合所用方法和所得结果写出引言。

（7）写摘要：按顺序通读全文后，写出摘要、选取关键词，以及必要的缩写词与词汇。

（8）列参考文献：按有关稿约列出被引用文献，并在正文相应部位标示角注。

（9）定标题：统观全文，认真推敲，定出相应段落的标题。

（10）定稿：最好放置一段时间和/或请他人评审之后，对全文特别是图表再次修改、审定，考虑发表价值和水平，确定拟投刊物。

（11）写书面函：统观全文，深刻理解，给拟投刊物主编或编辑部写自荐短信，或出具单位介绍信。

（12）发电子邮件等：一般国内外刊物现多要求发电子邮件，或注册、登录相应的网站，提供电子文件。

3. 研究论文英文写作　用英文撰写研究论文是与国际接轨，使我国科学家跻身世界科学舞台的一个重要方面。这里简述有关英文写作与评审中需要注意的一些方面。

（1）英语语法修辞：科技论文提倡阐述严谨、周密、准确，质朴晓畅，简洁有力，在严谨中有变化，在周密中有曲折。

（2）人称与语态

1）人称：英文论文大多使用第三人称和被动语态，避免使用第一、二人称和主动语态；但也有相反的主张，并有发展趋势。前者侧重研究论文的客观性，后者则显得亲切、自然和直截了当。说明技术内容通常多是无人称的、不用人称代词；但有时用第二人表达可能更为恰当，因此不拘泥于所谓表达的人称。

2）语态：主动语态通常较被动语态易于简洁地强化句子表达的力量，如"The table shows…'似优于"It will be seen from the table…"；但被动语态并非总是没有加强语气的作用，如"Blood circulation was discovered by Harvey"似比"Harvey discovered blood circulation"更能强调执行者的作用。

（3）时态：在表达科学事实和观点产生的时间关系是真理还是推断方面，时态的运用十分重要。

1）过去完成时：用于有关论文工作之前的工作，如"This had been the case before…"。

2）过去时：用于表达有关论文的实验过程、结果和特定局限真理，如"The animals were slaughtered"。

3）现在时：用于描述图表内容、组织的变化结果，以及科学真理，如"Diagrams illustrating yields are shown in Figure"；即使没用图表显示，而且在提到"An animal was slaughtered",以及"Its liver showed pale patches"的情况下,组织学病变亦可写成"Fibroblasts are proliferating rapidly in these spots"。

为表示结论是一般或普遍真理,论文摘要中的最后一句话如"The results show that…"中的现在式,要比"The results showed that…"显得更为确切、可信和认定。

4)将来时:用于工作计划和预期的结果,如"More findings will be made…"。

(4)主、谓语的单、复数:简单句中的主、谓语,如非由于疏忽,一般不易出错,但复合句中、集合名词之后,以及倒装句中错误时有发生。

1)and 连接的复合主语:动词一般用复数。用 and 连接的形式上是复合主语,但实际代表同一事物时仍用单数动词。

2)用 or,nor,either…or,neither…nor 连接的主语:这些词所连接主语的动词数与其所连接的两个主语的数一致。若一主语为单数,另一主语为复数时,动词的数与其接近的主语的数一致。

3)集合名词作主语:如该集合名词代表整体,动词用单数;如代表整体内的各个部分,动词则用复数,如"The committee has agreed to the plan",而"The committee were at odds over the question"。

倒装句中主语与动词间有修饰语词或同位语动词的数应与主语的数一致。

4)有 there 引导句:动词的数要与 there 后的第 1 个主

语(名词或代词)的数一致,而不与主语动词后的所有格的数一致,如"There are numerous varieties in the datum"。

5)number 作主语:若 number 前为定冠词 the,动词用单数;如为不定冠词义则用复数,如"The number of variable is small""A number of variable are ignored"。

6)名词做主语:做主语的名词形式上是复数而意义为单数时,动词用单数,如 physics、ethics;代表数或量的复数主语当作一个单位数值时,用单数动词,如"Fifty discharges is...""The last two spikes has..."。

(5)副词:副词与动词的位置关系应正确,如"The conversion is usually(sometimes)affected"应为" The conversion usually(sometimes)is affected"。如可能,不将副词放在及物动词与它的宾语之间,如"...explain correctly the situation"应为"...correctly explain the situation"。

副词如只修饰复合动词的动词部分,有时副词可用插入形式,如"The reaction is particularly well adapted."尽量避免将两个带有-ly 后缀的副词并列,如" actually, mechanistically"。

(6)人称代词 it 与定冠词 the:无人称代词的 it 和定冠词 the 一般宜省用,如"It is of interest that...""It is evident that..."等,可分别用 Interestingly、Evidently 代替。

有的句子去掉 the 不改变其内容时宜省去,如"to attempt the synthesis of compound..."中的 the,在论文大小标题、图表题目注释中大多趋于省略 the。有的定冠词 the 实际应为不定冠词 a,如"The reaction mixture was left stand overnight in a(而不是 e)refrigerator"。

(7)关系代词:有时关系代词可予省略,如"the data that are in the report seem valid"不如写成"The data in the report seem valid"。"It will be seen that further research is needed"不如省略为"Further research is needed"。

(8)前置词和不定冠词:习惯用语内的前置词,如 "Much has been written about, and many patents have been granted for, the reproduction of the animal model"不能随便省略。

该加不定冠词的不能不加,如 an amine or a phenol、a phenol and an amine、an amine and an alcohol。

(9)英文句型:英文句子是表达思想和内容的基本单位。英文句子的长短与句型结构均依内容而定,既要严谨质朴,又要重点突出,主次分明。限于篇幅,这里只列举一些原则:

1)句子宜短不宜长,忌拖泥带水,使人不得要领。

2)内容过多过长的句子不妨拆写成几个简单句。

3)用多样化而不是千篇一律的结构表达论文的丰富内容,如使用并列句或复合句,或在词序上有的句子用主语开头,有的用前置词主语开始。

4)两个以上的子句表达的内容不是同等重要时,宜将其中重要的写成独立子句,次要的写成从句或片语。

5)两个以上的句子成分起同一作用时,应使它们平行。

6)如省略一个或几个词能造成句子残缺或歧义时,有关词需保留。

7)只要论文思想内容的自然顺序许可,相关联的句子成分不宜插断。

8)在写作全句时,主语、人称、时态、语气等要注意前后一致,不应前是 A 后又跳到 B。

9)凡修饰句子有关成分的词、片语或句子均应靠近被修饰的成分,不能过远,甚至成为孤零零的修饰语。

10)使用代名词时,一个代词的先行词需要明确地予以限定,不要使人感到前面的某两个字都是该代词的先行词。

11)数目字在句中、句末可用阿拉伯数字,但如在句首须拼写(Sixty animals,而不是 60 animals)或设法放到句中或句末时始可用阿拉伯数字。

12)一片语中有两个数目字衔接时,前一个数目字须全拼写(如 Two 16g animals,而不是 2 16g animals)。

13)表示同位的数学公式前后不加括弧,公式前不加逗号,如 The equation $a = b$,而不是 The equation,$a = b$,或 The equation($a = b$)。

基本参考书目

1. 梁万年. 医学科研方法学. 北京:人民卫生出版社, 2002

2. 申杰, 韩萍, 何伟. 医用科研方法学. 北京:人民军医出版社, 2007

3. 张静, 赵自刚. 医学科研方法学. 北京:军事医学科学出版社, 2008

4. 吕国蔚. 生物医学研究方法学. 北京:人民军医出版社, 2009

5. 张永亮. 医学科研方法学. 北京:人民军医出版社, 2011

附录：科研写作中常犯的错误

（一）语法方面的错误

定冠词 the 和不定冠词 a, an 的错误使用

冠词(articles)也被称为限定词或名词标记，冠词是名词即将出现的标志，在冠词和名词之间有时有形容词(a cold , metal chair/ the lightning-fast computer)。由于普通话没有直接与之对应的使用规则，因此定冠词和不定冠词的使用对于非英语母语的人是有难度的，最常见的错误是该使用时不使用。

定冠词 the 和不定冠词 a、an 使用常见错误：①应该使用时被省略掉；②在不需要的地方使用或冗余的使用；③在错误的地方使用。

【例 1】

错误：Figure 2 shows the distribution of relative velocity on surface of main and splitter blades.

正确：Figure 2 shows the distribution of relative velocity on the surface of the main and splitter lades.

【例 2】

错误：The software Power SHAPE is chosen to be a 3D

modeling tool; it is good at dealing with free surfaces and curves.

正确: The software PowerSHAPE is chosen to be the 3D modeling tool; it is good at dealing with free surfaces and curves.

例 2 的错误在于通篇只有一个 3D 模型工具,因此使用定冠词 the。

【例 3】

错误: A theoretical method for calculating the inner flow-field in centrifugal impeller with splitter blades and investigation of the interactions between main and splitter blades is presented in this paper. The vortices are distributed on the main and splitter blades to simulate the effects of flows. Systematical study of number and distribution of vortices is conducted.

正确: A theoretical method for calculating the inner flow-field in a centrifugal impeller with splitter blades and an investigation of the interactions between main and splitter blades is presented in this paper. The vortices are distributed on the main and splitter blades to simulate the effects of flows. A systematical study of the number and distribution of vortices is conducted.

【例 4】

错误: Theoretically, remanufacturing could fully take advantage of resources contained in EOF product thereby minimizing impact on environment to the greatest extent compared to landfill or recycling of materials; consequently it contributes greatly to resource conservation.

正确: Theoretically, remanufacturing could fully take advantage of resources contained in an EOF product thereby minimizing the impact on the environment to the greatest extent compared to landfill or recycling of materials; consequently it contributes greatly to resource conservation.

过分长的句子

过分长的句子在中国人的英文写作中特别常见,其原因是一些中国作者直接将中文翻译成英文。虽然在中文写作中可以将几个佐证的观点放在一个句子中,但在英文写作中主要观点和佐证是分开论述的。一个人可以识别的过分长的句子是 60 多个单词,但是一些稍微短的句子如果包含多重意思并干扰了主题也被认为是过分长的。通过限定一个句子有一个或两个主要意思来避免过分长的句子,写作的人可以用分号来强调句子之间的关系。

【例 5】

过长: According to the characteristic of fan-coil air-conditioning systems, this paper derives the cooling formula of fan-coil units based on the heat transfer theories and puts forward a new method to gauge

cooling named Cooling Metering on the Air-side,
which can monitor the individual air-conditioning
cooling consumption during a period of time by detec-
ting the parameters of inlet air condition temperature
and humidity of the fan-coil air-conditioning system
as well as the parameters of inlet cooling water pro-
vided by the chiller.

恰当:This paper derives the cooling formula of fan-coil
units based on the characteristics of fan-coil air-
conditioning systems and heat transfer theories, and
puts forward a new method to gauge cooling called
Cooling Metering on the Air-side. The new method
can monitor individual air-conditioning cooling
consumption during a period of time by detecting
the condition of inlet air-temperature and humidity
of the fan-coil air-conditioning system as well as
the parameters of the inlet cooling water provided
by the chiller.

【例6】

过长:The gear transmission is grade seven, the gear gap is
0.00012 radians, the gear gap has different output
values corresponding to any given input value, non-
linearity of the gear gap model can be described by
using the phase function method, the existing
backlash block in the non-linear library of the

Matlab/zdimulink toolbox can be used, the initial value of gear gap in the backlash block is set to zero.

恰当：The gear transmission is grade seven. The gear gap, which is 0.00012 radians, has different output values corresponding to any given input value. The non-linearity of the gear gap model can be described by using the phase function method. The existing backlash block in the non-linear library of the Matlab/zdimulink toolbox can be used; the initial value of gear gap in the backlash block is set to zero.

以目的、位置或原因起始来作为一个句子的主题思想而展开论述

中国投稿人往往以目的、地点、原因、举例和条件作为主题句来开始介绍。然而这种写作方式会降低中心思想的重要性并使读者觉得作者的观点是兜圈子。因此,将主要思想词置于一句话的开始,然后指出地点、原因等才是正确的方式。

【例7】

错误：For the application in automobile interiors, this paper studies the nesting optimization problem in leather manufacturing.

正确：This paper studies the nesting optimization problem in leather manufacturing for application in automobile interiors.

【例 8】

错误:Especially when numerical control (NC) techniques are widely used in industry and rapid prototype methods bring a huge economical benefits, the advantage of constructing 3D model becomes extremely obvious.

正确:The advantage of constructing a 3D model becomes extremely obvious especially when numerical control (NC) techniques are widely used in industry and rapid prototype methods bring a huge economical benefits.

【例 9】

错误:Inside the test box, the space was filled with asbestos.

正确:The space inside the test box was filled with asbestos.

【例 10】

错误:In practice, we employed this approach to dispose of a wheelhouse subassembly of one kind of auto-body, and the results show that this method is feasible.

正确:We employed this approach to dispose of a wheelhouse subassembly of one kind of auto-body, and the results show that this method is feasible.

【例 11】

错误:To ensure sheet metal quality as well as assembly quality, CMMs are widely used in automotive industry production.

正确:CMMs are widely used in automotive industry production to ensure sheet metal quality as well as assembly quality.

习惯于把时间短语放在句首

【例 12】

错误:When U is taken as the control parameter, the BDs for $\Delta = 0.0, 0.001, 0.005$ are shown in Fig. 8.

正确:Figure 8 shows the BDs for $\Delta = 0.0, 0.001,$ and 0.005 when U is taken as the control parameter.

为了强调而把重要主题放在句首

【例 13】

错误:Based on the triangulation structure built from unorganized points or a CAD model, the extended STL format is descried in this section.

正确:The extended STL format is described in this section based on the triangulation structure built from unorganized points or a CAD model.

【例 14】

错误:The 3D dentition defect and restoration element models are designed precisely with complicate surfaces.

正确:The 3D dentition defect and restoration element models with complicated surfaces are designed precisely.

"in this paper" "in this study"

中国写作者使用这两个短语时经常会出现两个错误:

第一个错误是使用过多。在一些中国作者的文章中,这些短语在一页中甚至出现 2 次。而母语为英语的作者的文章中,这些短语的使用主要限定于 2 处:

(1)用在引言和总结中强调文章的内容。

(2)在正文部分出现的"in this paper"或"in this study",是在提及他人的工作(发表在其他期刊或出版物上的论文)之后。

所以,一篇文章中如果 3 次出现这些短语,那它的使用是有问题的。实际上,读者明白文章所展示的工作是由作者完成的(除非作者是另一人),所以,没理由重复这些短语。

第二个错误是更微妙的,这两个短语互换。

"study"指作者所完成的工作,而"paper"指这一工作用文字所展示出来的形式,是读者正手持的或阅读的实体。记住,作者还可以用其他短语,比如"in this research""this paper presents",来表达同样的意思。

【例 15】

错误:In this paper,IDEAS was used to…

正确:In this study,IDEAS was used to…

数字和等式

两个非常常见的错误是有关阿拉伯数字和等式的出现形式。中国作者通常用阿拉伯数字取代其英文拼写。尽管阿拉伯数字本身的使用没有错误,但它们绝不应该出现在句首。

【例 16】

错误:12 parameters were selected for the experiment.

正确:Twelve parameters were selected for the experiment.

另外,阿拉伯数字往往被过多使用。阿拉伯数字应该用在科技类文章中提供数据,而不应该用来表示一般的数目信息。

【例 17】

错误:All 3 studies concluded that the mean temperature should be 30℃.

正确:All three studies concluded that the mean temperature should be 30℃.

这类错误的出现,可能源自普通话是一种符号语言而不是字母语言。因此,中国作者习惯选择写简单的数字符号而不是字母拼写。特别是同时又有等式占据文字位置的情况下,错误使用阿拉伯数字的问题更加严重,英文为母语的人是不会把等式写在文字位置上的。

等式应该尽可能的给以介绍,不能替代文字。

【例 18】

错误:If the power battery SOC > SOCio and the driving torque belongs to the middle load,…

正确:If the power battery SOC is greater than SOCio and the driving torque belongs to the middle load,…

(二) 格式方面的错误

段落

一个段落是为一个中心话题服务的一组句子,段落中的这些句子从头到尾都围绕一个中心。所有的英文段落的第一行都缩进约 1 英寸，或 2 个段落之间空 1 行，后者在商务写作中更常见。

中国学生经常为段落的分合而困惑，他们可能会犯 2 个错误。其一，他们未能把 2 个段落区分开来。尽管新的段落以新的一行开始，但新的一行没有缩进。其二，一个新的段落之前有单一的句子独占一行（该行有缩进）。

"Figure"和"Table"

二者的缩写分别是 Fig 和 Tbl。但是，Table 的缩写很少见于正文。可以用 Figure，也可以把 Figure 简写为 Fig，但在一篇文章中，应该始终保持一致。不应该在 Figure、figure、Fig 或 fig 之中随意变来变去。另外，缩写不能用在句首，单词或其缩写与数字之间应有一空格。

【例 19】

错误：Figure. 6，Figure6，Fig. 6，Tbl10

正确：Figure 6，Fig. 6，Tbl. 10

变量符号

变量符号，特别是那些英文字母的变量符号，在科技类文章中应该用斜体，以区别于英文单词。当然，这取决于一个杂志所规定的风格。

大写

注意大写不能出现在句子中间。

【例 20】

错误：In table l，The mark…

正确：In table l，the mark…

后　记

　　现有可供读者参阅的国内外此类书籍似常出现这样两种情况：一是篇幅大、内容宽，忙于工作或学习的读者难免望而却步；二是篇幅或大或小但内容偏窄，似多限于有关专业的读者参阅。有鉴于此，本书作者尝试以这本近 10 万字的小册子，向读者提供有关医学科学实验研究的一些基本要领；以便医学科学研究人员可以忙里偷闲地进行参阅。这一设想是否适宜，还望读者评说。

47